Jahrbuch
für
orthopädische Chirurgie

Bearbeitet von

Dr. Paul Glaessner
Orthopädischer Assistent
der chirurgischen Universitäts-Poliklinik in der Kgl. Charité zu Berlin

Dritter Band: 1911

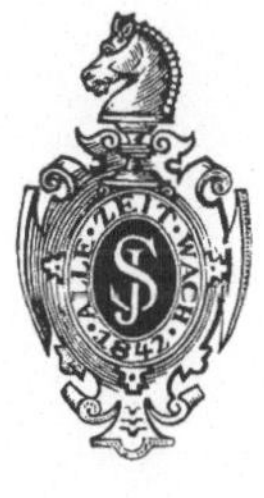

Springer-Verlag Berlin Heidelberg GmbH 1912

ISBN 978-3-662-32051-8 ISBN 978-3-662-32878-1 (eBook)
DOI 10.1007/978-3-662-32878-1

Ursprünglich erschienen bei Julius Springer in Berlin 1912
Softcover reprint of the hardcover 1st edition 1912

Vorwort.

Die Freundlichkeit, mit welcher die beiden ersten Bände dieses Jahrbuches gerade von den Ersten unseres Faches aufgenommen worden sind, war mir ein schöner Lohn für die mühevolle Arbeit und hat mich ermutigt, das Unternehmen fortzusetzen. Die Lücken, welche auch dieser Band des Jahrbuchs wieder aufweist, werden sich erst schließen, wenn ich von den Fachkollegen durch Zusendung von Separatabdrücken ihrer Arbeiten noch mehr unterstützt worden bin.

Berlin, im Oktober 1912.

Dr. Paul Glaessner.

Allgemeiner Teil.

Die literarische Ernte des Jahres 1911 auf dem Gebiete der orthopädischen Chirurgie ist eine recht reiche gewesen. Eine große Reihe von Arbeiten liegt vor uns, und es ist durchaus nicht leicht, ihnen allen gerecht zu werden. An die Spitze dieser Arbeiten möchten wir eine Anzahl von neu erschienenen Büchern stellen, die als eine wertvolle Bereicherung der orthopädischen Literatur anzusehen sind. Das Handbuch von Fick, dessen dritter Teil, spezielle Gelenk- und Muskelmechanik, das große Werk beschließt, bietet dem Orthopäden eine Fülle wertvollster Anregung. Die Art der Darstellung, die instruktiven Abbildungen und nicht zuletzt die so große Zahl fundamentaler wichtigster Tatsachen machen uns das Werk so bedeutungsvoll. Danken wir diesem Buche wichtigste theoretische Anregungen, so bringen uns ,,Die chirurgischen Krankheiten der unteren Extremitäten", die von Brunn für die deutsche Chirurgie bearbeitet hat, ein hervorragendes Werk für den Praktiker. ,,Die Orthopädie in der inneren Medizin", ein Buch von Lorenz und Saxl, knüpft festere Fäden auch um dieses Grenzgebiet. Der innere Mediziner erfährt, wie vielgestaltig die Hilfe sein kann, die ihm die Orthopädie an die Hand gibt. Eine sehr geistvolle Einleitung von Lorenz fesselt uns an dieses mit großem Fleiß geschriebene Werk, in welchem die Grundsätze der Lorenzschen Schule voll zur Geltung kommen und als gute Bekannte von den Orthopäden sicher freundlich begrüßt werden. Der Gedanke, die orthopädischen Operationen einmal zusammenfassend darzustellen und durch gute Abbildungen zu erläutern, muß als ein sehr glücklicher bezeichnet werden. Vulpius und Stoffel haben sich dieser Aufgabe in dankenswertester Weise unterzogen. Ihr Buch ist allen Orthopäden eine besonders willkommene Gabe, die umso schätzenswerter ist, als gerade Vulpius auch auf dem Gebiete der operativen Orthopädie reiche Erfahrung besitzt, und auf diese Weise eine Überschätzung rein operativer oder rein konservativer Behandlung vermieden wird. Nicht unerwähnt möchte ich ein interessantes Vorwort lassen, das Broca für den V. Band der Chirurgie des Enfants über die Bedeutung und Begrenzung der reinen Orthopädie geschrieben hat. Das bekannte Buch von Kirmisson über die Chirurgie des Kindesalters, von welchem die Kapitel über die angeborenen Deformitäten, über Tuberkulose, Rachitis, Knochen- und Gelenkerkrankungen sowie Kinderlähmung und Littlesche Krankheit den Orthopäden besonders interessieren dürften, ist in einer neuen Auflage erschienen, die ihren Vorgängerinnen an Wert nichts nachgibt. In ausgezeichneter Darstellung bringt Biesalski einen Leitfaden der Krüppelfürsorge, kurz und übersichtlich und sehr gediegen. In einem recht lesenswerten Artikel bespricht derselbe Autor die Beziehungen zwischen Kinderheilkunde und Orthopädie und erörtert dabei vielfach Fragen, welche in den letzten Jahren oftmals zur Diskussion gestanden haben. Auch die therapeutisch-chirurgische Technik von Pauchet und Ducroquet bringt für den Orthopäden interessante Mitteilungen, besonders über Dinge von praktischem Interesse. Das Buch enthält eine Menge guter Ratschläge für den Praktiker. Nicht ganz Gleiches kann man von dem Vademekum der speziellen Chirurgie und Orthopädie sagen, das Ziegner verfaßt hat. Das Büchlein wird leicht die Erinnerung an Fortbildungsvorträge, aus denen es ja entstanden ist, wieder wachrufen; ob es aber dem praktischen Arzt, der sich Rat holen will, immer die entsprechende Antwort gibt, möchte ich nicht entscheiden. Unter den neu erschienenen Büchern ist ferner noch die Hoffasche Verbandlehre zu nennen, welche Grashey neu herausgegeben hat. Der in dem Lehmannschen Verlag erschienene Atlas und Grundriß der Verbandlehre bringt den Studierenden wie den Ärzten sicher viel Wissenswertes. Die in den letzten Jahren vielfach erörterte Frage nach der Stellung der Orthopädie in der Medizin hat der Träger des Humbert-Preises, Schultheß, in einer akademischen Rede in Bologna ausführlich besprochen. Auf Grund der Bedeutung der Orthopädie fordert er für sie die Errichtung besonderer Lehrkanzeln mit Universitätskliniken und -polikliniken sowie den obligatorischen Unterricht in diesem Spezialfache.

Bevor wir zur Besprechung der einzelnen Kapitel der allgemeinen Orthopädie übergehen, möchten wir einige Arbeiten erwähnen, die sich mit der **Ätiologie der Deformitäten im allgemeinen** befassen. Auf Grund experimenteller und klinischer Untersuchungen ist Böhm zu dem Resultat gekommen, daß ein junger gesunder wachsender Knochen sich nur unter permanenter Einwirkung von abnormen Druckverhältnissen deformieren könne, daß hingegen die Einwirkung von temporären Druckverhältnissen nicht genüge, um Deformitäten zu erzeugen. Die Bezeichnung „Belastungsdeformitäten" ist zumindestens einzuschränken, wenn nicht vollkommen zu streichen, da abnormer permanenter Druck auf gesunden Knochen eigentlich nur intrauterin zustande käme. An der Hand einer Reihe von Abbildungen bisher noch nicht beschriebener Präparate aus dem pathologischen Institut der Prager Universität bespricht Chiari die Einwirkung des Amnions bei der Entstehung verschiedener Deformitäten. Er hält es nicht für unmöglich, daß Mißbildungen und sogar der Tod des Embryo verursacht sein können durch Druckwirkung der überreichlichen Menge von Fruchtwasser oder durch die Entwicklung einer abnorm weiten Amnionhöhle. Die Simmonartschen Bänder, welche dadurch entstehen, daß zunächst das Ektoderm mit dem Amnionepithel verwächst und bei Beginn der Fruchtwasserabsonderung diese Verwachsungen sich zu Strängen ausziehen, können gewiß zu Deformitäten Veranlassung geben. Zum Studium der Entstehung von Deformitäten hat Meisenbach chemische und mechanische Reize auf den Knochen einwirken lassen und festgestellt, daß durch chemisch-mechanisch oder biochemisch wirkende Injektionen differenter Substanzen in den Epiphysenknorpel von Kaninchenknien vermehrte peri- und enchondrale Wucherung der Diaphysen, Verdickung der Corticalis, Auftreibung und Verkürzung derselben, beschleunigte Verknöcherung der Epiphysenfuge zustande kommen können. Von dem Formalin hat er festgestellt, daß es das Knochenwachstum anregt. Er erhofft von derartigen Eingriffen Erfolge bei kongenitalen Verkürzungen, bei Wachstumsstörungen infolge von Kinderlähmung, Tuberkulose, Osteomyelitis und bei Pseudarthrosen. Weitere Versuche über das Wachstum der langen Röhrenknochen von Gallois und Latarjet haben gezeigt, daß die Knochen am meisten in dem der Epiphyse angrenzenden verstärkten Teil der Diaphyse, und zwar auch in dem Gebiet, das nicht unmittelbar an den Epiphysenknorpel angrenzt, wachsen. Zu erwähnen wären hier noch die

Arbeiten von Gerhartz, der experimentelle Untersuchungen über den aufrechten Gang bei einem Hund angestellt hat und Veränderungen der Wachstumsrichtung der Knochen unter dem Einfluß der Funktion feststellen konnte, und eine Mitteilung von Dreifuß über einen Fall von asymmetrischer Körperentwicklung bei einem 6jährigen früher ganz gesunden, seit 1½ Jahren geistig und körperlich stark zurückgebliebenen Mädchen. Über Berufsdeformitäten hat Peltesohn in einem lesenswerten Aufsatz berichtet.

Die Arbeiten über die **Rachitis** haben im ganzen wenig Neues zutage gefördert. Immerhin hat es den Anschein, als ob die experimentellen Untersuchungen allmählich Licht bringen könnten in das Dunkel der Ätiologie dieser Erkrankung. Einen interessanten Bericht über die bisherigen Resultate der Erforschung der Rachitis gibt Dibbelt. Die Ursache für die Rachitis kann liegen in Stoffwechselstörungen in bezug auf das Kalzium und den Phosphor, wodurch der wachsende Knochen ungenügende Mengen von Kalksalzen (Kalkphosphaten) erhält und ihm die bereits abgelagerten Kalksalze entzogen werden. Diese Stoffwechselstörungen können sich dadurch geltend machen, daß in der Nahrung zu wenig Kalk und Phosphor vorhanden ist, während Aufnahme und Ausscheidung in normaler Weise vor sich gehen, daß ferner Aufnahme und Resorption herabgesetzt sind, während die Ausscheidung in normalen Grenzen erfolgt, und daß schließlich auch die Ausscheidung gesteigert ist. Eine weitere Ursache kann auch liegen in der primären Erkrankung des Knochengewebes selbst. Ob die kalklosen Säume am rachitischen Knochen durch Bildung eines osteoiden kalklosen Gewebes entstanden sind oder durch Kalkresorption, beantwortet Dibbelt dahin, daß ein osteoides Vorstadium der Knochenbildung nicht existiert, und daß die kalklosen Säume ein Produkt regressiver Veränderungen sind und durch allmähliche Resorption verschwinden. Im floriden Stadium der Rachitis erfolgt auf eine Vermehrung der Kalksalze in der Nahrung, wie Orgler nachgewiesen hat, keine vermehrte Kalkretention; diese tritt erst ein, wenn die Periode der Heilung bereits begonnen hat. Weitere Stoffwechseluntersuchungen, die Schabad angestellt hat bezüglich der Einwirkung eines Kalksalzes bei gleichzeitiger Verabreichung von Phosphorlebertran bei Rachitis, haben ergeben, daß essigsaurer Kalk im Gegensatz zu phosphor- und zitronensaurem Kalk retiniert wird, daß die Phosphorretention der Kalkretention parallel geht, daß die Zufuhr von Kalksalzen wohl die Stickstoffausscheidung steigert, jedoch dank der starken Verminderung des Harnstickstoffs die Stickstoffretention wieder vermehrt. Den Stickstoff- und Schwefelstoffwechsel bei rachitischem Zwergwuchs hat Schwarz genau untersucht und gefunden, daß die Kreatininausscheidung vermindert ist. Rachitische Muskel- und Lebererkrankungen werden als Grund dafür angegeben. Die Infektionsätiologie der Rachitis wird wieder geltend gemacht von Artom, welcher bei vier Rachitisfällen aus dem Knochen einen Mikroorganismus isoliert hat, der sich auf gewöhnlichen Kulturböden züchten ließ und in seinen morphologischen wie kulturellen Eigenschaften dem Diplokokkus der Osteomalacie äußerst ähnlich sein soll. Ratten, mit diesem Diplokokkus infiziert, bekamen nach mehreren Wochen Gehstörungen und zeigten im Röntgenbilde Veränderungen des Skeletts. Mit abgetöteten Kulturen dieses Mikroorganismus hat Artom rachitischen Knaben Einspritzungen gemacht und glaubt eine Besserung damit erzielt zu haben. Bezüglich der Behandlung der rachitischen Extremitätenverkrümmungen wäre hervorzuheben, daß die Angaben von Anzoletti und Roepke Bestätigung gefunden haben. Hohmeier hat an einer größeren Anzahl von Fällen, bei welchen die Extremitäten 4—8 Wochen lang im Gipsverband fixiert und ruhiggestellt waren, nachweisen können, daß nach Abnahme der Gipsverbände die Knochen sich wie Bleiplatten biegen ließen. Die gute Modellierbarkeit gestattete eine ideale Korrektur selbst der stärksten Verkrümmungen, ohne daß eine Kontinuitätstrennung des Knochens erfolgt wäre. Gegenüber diesem außerordentlich schonenden Vorgehen empfiehlt Cramer ein mehr aktives Eingreifen bei der Behandlung rachitischer Extremitätenverkrümmungen. Wenn die Rachitis bereits abgelaufen ist, was man auf Grund des Röntgenbildes entscheiden kann, dann hält er die Osteotomie wegen der Ungefährlichkeit und Geringfügigkeit des Eingriffes für sehr empfehlenswert. Spitzy hingegen rät, einen großen Teil dieser Verbiegungen der Naturheilung zu überlassen und erst dann eine Korrektur vorzunehmen, wenn die Knickungen hyperphysiologisch geworden sind. Daß man die Rachitis auch physikalisch mit gutem Erfolge behandelt, ist heute zweifellos. Massage und Gymnastik werden besonders von Kirchberg empfohlen, da sie die Muskelschlaffheit beseitigen, die Obstipation und den Meteorismus bekämpfen, die Atmung anregen und manche üble Folgen der Rachitis verhüten. Die **Spätrachitis,** über welche Tobler berichtet, fällt meist zwischen das 12. und 16. Lebensjahr und betrifft oft Individuen, die in der Kindheit rachitisfrei waren. Die subjektiven Symptome bestehen in Schmerzen in den Beinen beim Gehen und Stehen, in rascher Ermüdung und Gangstörungen. Überall fand sich der rachitische Rosenkranz, Verdickungen an den Epiphysen und verschiedene Deformitäten. Das Röntgenbild zeigt eine Atrophie der Knochen, Auffaserungen der distalen Knochenenden, mächtige Knorpellager an Stelle der Epiphysenlinien. All die genannten Erscheinungen sind begleitet von einem Zurückbleiben des Längenwachstums, infantilem Habitus und Wesen und verzögertem Eintritt der Pubertät. Unter den begünstigenden Momenten, welche ursächlich für die Spätrachitis in Betracht kommen, nennt Tobler Domestikation, schlechte Wohnungs- und Arbeitsbedingungen an erster Stelle. Therapeutisch sind alle von ihm beobachteten Fälle durch Phosphorlebertranbehandlung ganz wesentlich gebessert worden. Fälle, welche dem eben beschriebenen Bilde ganz ähnlich waren, aber auf Phosphorlebertran keine Besserung zeigten, hat Schabad beobachtet und bei der histologischen Untersuchung der Knochen eines solchen ad exitum gekommenen Patienten festgestellt, daß es sich um eine bisher noch nicht beschriebene Form der juvenilen Chondrodystrophie gehandelt hat. Einen ausgezeichneten Überblick über die Rachitis in klinischer, röntgenologischer und pathologisch-anatomischer Hinsicht hat uns Wohlauer in seinem schönen Atlas und Grundriß der Rachitis gebracht. Die in dem Atlas enthaltenen Abbildungen sind vorzüglich ausgeführt und außerordentlich instruktiv.

Die Obduktion eines 6jährigen Knaben mit **Barlowscher Krankheit** ließ Knöpfelmacher eine Epiphysenlösung an einem Oberschenkel mit fast völligem Schwund der Epiphyse, Fehlen des Periosts an einer Stelle des Humerus, an der früher eine Blutung stattgefunden hat, und eine Blutung über dem linken Femur mit Abhebung des Periosts feststellen.

Eine große Reihe wertvoller und interessanter Anregungen bringt das Werk von von Recklinghausen — Untersuchungen über **Rachitis und Osteomalacie** —. Aus dem reichen Material dieses Buches, das nicht im entferntesten mit der gebührenden Ausführlichkeit hier besprochen werden kann, geht hervor, daß Rachitis und Osteomalacie morphologisch nicht voneinander zu trennen sind. von Recklinghausen stellt die verschiedenen Arten der rachitisch-malacischen Erkrankungen zusammen als porotische, hyperplastische, phlegmatoplastische Malacie und unterscheidet die fibröse Ostitis als metaplastische, die deformierende Ostitis als hyperostotisch-metaplastische, die Osteogenesis imperfecta als myeloplastische und hypostotische Malacie.

Die **Osteomalacie** hat in diesem Jahre reichliches Interesse gefunden. Auf Grund ihrer experimentellen und histologischen Untersuchungen nehmen Calzolari und Spargella an, daß bei Schafen kein direkter und ausschließlicher Zusammenhang zwischen herabgesetzter Nebennierenfunktion (Nebennierenexstirpation) und dem Auftreten des osteomalacischen Symptomenkomplexes besteht. Auch die therapeutische Wirkung des Adrenalins in den wenigen Fällen, in denen es einen günstigen Einfluß entfaltete, kann nicht als spezifisch angesehen werden. Die genannten Autoren sind der Ansicht, daß die Krankheit in die Gruppe der Stoffwechselkrankheiten gehört, welche in Abhängigkeit gebracht werden von einer pluriglandulären Insuffizienz. Eine Reihe von kasuistischen Mitteilungen sind dann noch zu erwähnen; so berichtet Speyer über einen Fall von Osteomalacie bei einem 22jährigen Mädchen im Anschluß an eine Gravidität. Sorgfältige Behandlung und Kastration konnten eine dauernde Verschlimmerung des Leidens nicht aufhalten. Die Knochen wurden immer weicher und biegsamer, es kam zu ganz erheblichen Verkrümmungen der Extremitäten und Versteifungen der Gelenke und schließlich nach vier Jahren zum Exitus infolge von Marasmus. Aus dem histologischen Bild ist hervorzuheben der Befund von starkverschmälerten, unregelmäßig gestalteten Knochenbälkchen, die in eine faserige, sehr gefäßreiche und durch Blutungen pigmentierte Grundsubstanz eingebettet sind. Diese Grundsubstanz zeigt zahlreiche bindegewebsartige Zellen, Rund- und Riesenzellen, ähnlich wie bei einem Tumor. Die Knochenbälkchen waren vielfach mit Osteoblasten besetzt und stellen offenbar neugebildetes Knochengewebe dar im Stadium der Resorption. Auch Speyer ist der Ansicht, daß es sich hierbei um Vorgänge handelt, welche der Rachitis mindestens nahestehen. Poncet und Leriche stehen auf dem Standpunkt, daß es sich auch bei der Osteomalacie um eine Form der tuberkulösen Infektion handelt, welche eine abnorme Resorption der Kalksalze hervorruft. Von Spontanfrakturen infolge von Osteomalacie bei einem 25jährigen Manne berichtet Nößke. Die Korrektur der nach diesen Spontanfrakturen entstandenen hochgradigen Verbiegungen wurde durch Osteotomien erreicht und der Heilungsprozeß durch Thyreoidin unterstützt, während Phosphorlebertran versagte. Einen seltenen Fall von Osteomalacie bei einem zweijährigen Mädchen beschreibt Lankhout. Es handelte sich, wie die mikroskopische Untersuchung ergab, um eine porotisch-hypoplastische Malacie im Sinne von von Recklinghausen, also ein der Rachitis sehr nahestehendes Krankheitsbild. Die Beziehungen des Ovariums zur Osteomalacie werden neuerdings von Cramer betont, welcher gleichzeitig auf den endemischen Charakter der Erkrankung in Gegenden mit kalkarmem Boden hinweist. Als ein wichtiges Symptom der bisweilen im Beginn recht schwierig zu erkennenden Erkrankung ist die Behinderung und Schmerzhaftigkeit der Abduktion der Oberschenkel zu nennen. Therapeutisch kommen Kastration und Phosphorbehandlung in Betracht. Auch Curschmann hält den Phosphorlebertran für ein vorzügliches Mittel bei der Behandlung der genannten Erkrankung und meint, daß Kastration ohne vorherige erfolglose, energische Phosphorbehandlung ein Kunstfehler sei. Er hält die nicht puerperale Osteomalacie für nicht so selten, wie sie im allgemeinen diagnostiziert wird. Von den weiteren Mitteln für die Behandlung der Knochenerweichung, dem Adrenalin und Pituitrin, berichten die Arbeiten von Novak, Neu und Bab. Novak fand bei Adrenalininjektionen ungleichmäßige Resultate, Neu konnte eine günstige Beeinflussung durch Pituitrin feststellen, Bab hat in den meisten Fällen nach täglichen subkutanen Injektionen von 2 ccm Pituitrin ein Verschwinden der Knochenschmerzen und eine Besserung der Bewegungsfähigkeit beobachten können. Eine Heilung durch Kastration zeigt Ziegenspeck an Bildern und Röntgenphotographien einer 46jährigen Frau. In seiner zusammenfassenden kritischen Studie über seine und seiner Schüler Arbeiten auf dem Gebiete der Osteomalacie, der Rachitis und der Pagetschen Knochenkrankheit gibt Arcangeli eine genaue Beschreibung des von ihm als die Ursache der drei Erkrankungen angesehenen und vielfach beschriebenen Diplokokkus. Er sucht seine Ansicht von der einheitlichen Ätiologie der drei genannten Erkrankungen durch experimentelle und experimentell-therapeutische Untersuchungen sowie durch das epidemische und endemische Auftreten der Affektion zu begründen.

An dieser Stelle wäre noch eine Arbeit von Gabriel zu erwähnen über zwei Fälle von **Recklinghausenscher Krankheit mit Osteomalacie.** Neben Hautfibromen und Neuromen fanden sich erhebliche Knochenverbiegungen, besonders an der Wirbelsäule, in einem Falle auch Veränderungen an der einen Hüftpfanne und am Schenkelkopf. Die Adrenalinkur hat sich in seinen Fällen nicht bewährt.

Von den **Systemerkrankungen des Skeletts** berichten eine größere Reihe von Arbeiten, die beweisen, daß fleißig Material gesammelt wird, um diese vielfach in ihrer Ätiologie noch recht unklaren Affektionen genauer kennen zu lernen und vielleicht doch aus der Fülle der Beobachtungen Anhaltspunkte für die Genese der Erkrankungen zu finden. Eine besonders wertvolle Zusammenstellung der anatomischen, klinischen und röntgenologischen Verhältnisse bei den angeborenen Systemerkrankungen des Skeletts bringt Frangenheim. Die durch abnorme Ossifikation hervorgerufenen kongenitalen Mißbildungen der Knochen lassen sich nach Delitala in zwei Gruppen einteilen, je nachdem es sich um Veränderungen am Epiphysenknorpel oder am Periost handelt. Demnach unterscheidet Delitala die Achondroplasie und die Dysplasia periostalis, als Übergangsform fügt er noch die Dysplasia chondro-periostalis ein. Zu dieser letzteren Gruppe ist die große Reihe von Knochenerkrankungen zu rechnen, welche man als Osteogenesis imperfecta, intrauterine Rachitis, kongenitale Osteomalacie und essentielle Osteopsathyrose bezeichnet. Die hierher gehörigen Krankheitsformen finden in zahlreichen kasuistischen Mitteilungen Belege. So berichtet Pritchard über ein fünf Jahre altes Mädchen mit Achondroplasie, Lommel über zwei 26jährige Männer mit chondrodystrophischem Zwergwuchs, Frangenheim über ein 33jähriges Mädchen mit chondrodystrophischem Zwergwuchs, Kuh über einen 20jährigen Mann mit Chondrodysplasie, Jubb über einen 9jährigen Knaben, ebenfalls mit Zwergwuchs infolge von Infantilismus und Rachitis, vielleicht auf dem Boden einer kongenitalen Syphilis. Zur Beseitigung der Verkrümmungen und zur Erzielung von Verlängerungen der Extremitäten empfiehlt Frangenheim bei chondrodystrophischem Zwergwuchs unbedenklich die Vornahme von Osteotomien.

Wir haben schon oben auf einen Zusammenhang all dieser Systemerkrankungen des Skeletts mit einer Insuffizienz von Drüsen innerer Sekretion hingewiesen, und dieser Zusammenhang wird immer wahrscheinlicher gemacht durch die neueren dahingehenden Untersuchungen. Die lesenswerte Arbeit von Siegert über das **Myxödem im Kindesalter** bringt eine ausführliche Besprechung des Skelettsystems bei dieser Erkrankung. Soweit knorpelig präformierte Knochen in Betracht kommen, zeigt das Skelett in allen vollkommen ausgebildeten Fällen eine Wachstumshemmung. Als Folge des Fortfalls der Schilddrüsenfunktion kommt es zu einer Schädigung der Knochenmarkzellen, welche sich normalerweise zu Osteoblasten und Osteoklasten umwandeln sollen. Die Tätigkeit der Osteoblasten wird weniger gehemmt als die der Osteoklasten, so daß bei der typischen langsamen Verkalkung eine gewisse Osteosklerose resultiert bei mangelndem Vordringen der Markspossen und damit ausbleibendem epiphysärem Wachstum. Besonders charakteristisch ist das Fehlen auftretender Knochenkerne in den Epiphysen, hauptsächlich der Carpal- und Tarsalknochen. Bezeichnende Unterschiede zwischen Rachitis und Myxidiotie in bezug auf die Knochenentwicklung sind fehlende physiologische Knocheneinschmelzung bei der Myxidiotie, pathologisch aufs äußerste gesteigerte bei der Rachitis, Kalkreichtum und Osteosklerose bei jener, Kalkarmut und Osteoporose bei dieser.

Auch die **Osteogenesis imperfecta** findet immer größere Aufmerksamkeit; so zeigt Kidd einen Fall bei einem 7jährigen Knaben, dessen eines distales Humerusende einen Herd mit zentraler Knochenresorption und Zystenbildung aufweist, ferner berichten van Heukelom und Kamberg über den pathologisch-anatomischen Befund eines am zweiten Lebenstage gestorbenen Kindes mit Osteogenesis imperfecta, bei welchem sich in der Verknöcherungszone größere und kleinere Höhlen fanden und am periostalen Knochenmantel anstatt einer kompakten Knochenmasse dünne, weit auseinander liegende mit Bindegewebe durchsetzte Knochenbälkchen; so berichtet Regnault über spornartige Auswüchse an den langen Röhrenknochen bei Osteogenesis imperfecta und Poynton über ein 8jähriges Mädchen, das schon im Alter von 14 Tagen die ersten Frakturen erkennen ließ. Die Bedeutung der Störungen der Schilddrüsenfunktion für die Entstehung von fötalen Skeletterkrankungen wird von Sumita als sehr gering bewertet, während von von Stubenrauch ein Zusammenhang zwischen Knochenveränderungen und Schilddrüsenerkrankung als bestehend angenommen wird. Auch die Röntgenbilder von Drey, welche von einem seit längerer Zeit an Myxödem leidenden und behandelten vierjährigen Patienten aufgenommen sind, lassen an einen Zusammenhang einer Vermehrung des Längenwachstums durch Schilddrüsenbehandlung denken.

Die **Osteopsathyrosis idiopathica** wird von Kienböck, Hartmann, Cortes, Bamberg, Stolz, Miara und Lipschütz an der Hand einer Reihe von Fällen mit Röntgenbildern und histologischen Befunden ausführlich besprochen.

Ebenso finden die **multiplen kartilaginären Exostosen** wieder eingehende Berücksichtigung durch die Mitteilungen von Herzfeld, Heath, Gossage, Hengeler, Worms und Hamant sowie durch die Berichte von Mollow, Tuffier und Sick. Mehrere von diesen Autoren weisen in ihren Besprechungen auf das familiärhereditäre Vorkommen dieser Knochenbildungen hin.

Die **Chondromatose** des Skeletts, d. h. überaus zahlreiche Chondrombildungen bei einer Patientin beschreibt Frangenheim. Über die Entstehung der multiplen Enchondrome ist mit Sicherheit nichts auszusagen, doch besteht bestimmt ein Unterschied zwischen den multiplen Enchondromen und den kartilaginären Exostosen, insofern als die ersteren gelegentlich malignen Charakter annehmen können.

Die **Pagetsche Knochenerkrankung, Ostitis deformans,** ist in diesem Jahre auch wieder mehrfach beschrieben worden. So berichtet Klestadt über einen 35jährigen Mann, bei welchem in den Entwicklungsjahren und später aus geringfügigen Ursachen Brüche am rechten Oberschenkel und linken Unterschenkel aufgetreten waren, die sekundär zu Verbiegungen geführt hatten. Die operative Korrektur hatte kein befriedigendes Resultat ergeben, die Heilung war nur langsam vor sich gegangen, und die Röntgenbilder ließen an allen Knochen die für die Ostitis deformans charakteristischen Bilder erkennen. An den Bruchstellen zeigten sich noch nach ca. 15 Jahren auffallend starke Neubildung von Knochenmassen, zystenartige Hohlräume, Strukturveränderungen sowie Auflockerung und Verdünnung der Rindenschicht. Nach der Auffassung von Klestadt handelt es sich um eine schleichend und intermittierend verlaufende Ostitis deformans, welche zwischen dem Typus Paget und dem von Recklinghausen, dem letzteren etwas näher steht. Von zwei ähnlichen Fällen macht auch Hartmann ausführliche Mitteilung. Merle meint, daß es auch heute noch unmöglich ist, sich eine klare Vorstellung über die Ursache dieser Krankheit zu machen. Die Erscheinungen bestehen hauptsächlich in einer vorzeitigen Osteosklerose. Die größte Ähnlichkeit in bezug auf die Sklerose hat die Pagetsche Krankheit mit der Knochensyphilis, so daß man geneigt ist, erstere als eine der Tabes oder Paralyse adäquate, durch abgeschwächtes Syphilisvirus hervorgerufene Affektion zu bezeichnen; doch spielen wahrscheinlich noch andere infektiöse Ursachen mit. Die Therapie steht bis jetzt der Erkrankung machtlos gegenüber. Über die histologischen Befunde bei einem Fall von Pagetscher Krankheit berichtet Vasek. Von der Markhöhle aus beginnt eine gesteigerte Resorption der Compacta, die Knochensubstanz verwandelt sich zum größten Teil in desmoidales Bindegewebe, aus dem das spongiöse Knochengewebe entsteht. Auf die Resorption und die daraus resultierende Weichheit der Knochen reagiert der Organismus durch die Produktion von Knochen vom Periost aus und stellt auf diese Weise den Knochen zu normaler Funktion wieder her, wozu aber wegen der veränderten Knochenarchitektur eine Hyperproduktion von Knochensubstanz notwendig wird. Histologisch findet man Umwandlung des Knochengewebes in Bindegewebe. Die Ursache für diese Veränderungen glaubt Vasek in seinem Fall in der Arteriosklerose, in mangelhafter Ernährung und kongenitalen Einflüssen suchen zu müssen. Weitere kasuistische Mitteilungen über die Ostitis deformans stammen von Corner und von Hann.

Die **Ostitis fibrosa** war gleichfalls der Gegenstand zahlreicher genauer Untersuchungen. So konnte Häberlin an einem im Fibulakopf gelegenen Krankheitsherde von Ostitis fibrosa bei einem 29jährigen Patienten histologisch folgende Befunde feststellen: Knochenaufbau aus endostalen Fasern, Abbau des neugebildeten Knochens durch lakunäre Resorption, Markfibrosa mit

Hämorrhagien, Riesenzellen von typischem Verhalten. Von Wichtigkeit scheinen auch Veränderungen an Corticalis und Spongiosa im Sinne einer Vermehrung an Zahl und Volumen ihrer Komponenten bei gleichzeitigem völligen strukturellen Umbau. Über die Ostitis fibrosa im Kindesalter berichtete Frangenheim. Bis zum 10. Lebensjahre wird diese Erkrankung sehr selten beobachtet; sie lokalisiert sich im Kindesalter am häufigsten im oberen Femurende, und zwar während des zweiten Dezenniums. Hauptsächlich sind die Metaphysen ergriffen, und zwar diejenigen Knochenabschnitte, welche für die Ossifikation besonders in Betracht kommen. Diese Lokalisation hat an sich nichts besonderes, wenn man die Lage von Knochenherden sonst berücksichtigt, und wenn man bedenkt, daß es oft gerade diejenigen Stellen sind, an denen früher einmal ein leichteres oder schwereres Trauma stattgefunden hat. Durch die in der Nähe der Knorpelfuge lokalisierte Erkrankung wird das Knochenwachstum nicht wesentlich beeinflußt; nur dann, wenn das veränderte Mark bis in die Gegend der Knorpelfuge hineinreicht, finden Störungen der Ossifikationsvorgänge statt. Spontanfrakturen, die oft schon recht frühzeitig auftreten und bisweilen das erste Symptom der Ostitis fibrosa sind, Schmerzen, Bewegungsstörungen, umschriebene Schwellungen und Auftreibungen der Knochen werden als hauptsächlichste Krankheitszeichen in Betracht kommen. Das Röntgenbild zeigt nach Beck eine scharf begrenzte Höhle, die absolut durchsichtig ist, mit durchwegs regelmäßiger Corticalis. Für die **solitären Knochenzysten,** das Endstadium der Ostitis fibrosa, erscheint eine konservative Behandlung ausreichend, während die ausgedehnte Markfibrosa ohne nennenswerte Zystenbildung vielleicht durch einen radikalen Eingriff schneller zu heilen ist. Das gleiche Krankheitsbild bespricht an einer größeren Anzahl von Fällen unter Demonstration außerordentlich instruktiver Röntgenbilder Joachimsthal. Über einen operativ geheilten Fall von Spontanfraktur infolge von Knochenzysten am linken Oberschenkel, verursacht durch eine Ostitis fibrosa, berichtet Koths. Die gutartigen Knochenzysten, die seit dem Röntgenverfahren häufiger beobachtet werden, erfahren eine eingehende Würdigung durch eine interessante, an guten Abbildungen außerordentlich reiche Arbeit von Bloodgood, der aus der Literatur und seinen eigenen Beobachtungen 89 gutartige Knochenzysten zusammengestellt hat.

Unter diesen Knochenzysten fanden sich $^3/_4$ solche, die in enger Beziehung zur Ostitis fibrosa stehen, und 20, die er als medulläre Zysten bezeichnet. In den von ihm beobachteten Fällen von medullärem Riesenzellensarkom war in mehr als der Hälfte der Fälle das untere Radiusende betroffen. Weitere kasuistische Mitteilungen über gutartige Knochenzysten, speziell solche, die auf dem Boden einer Ostitis fibrosa entstanden waren, bringen Brade, Gehring, Mauclaire und Burnier sowie Retzlaff.

Die **hereditäre Syphilis** hat eine ausgezeichnete Bearbeitung gefunden in dem Atlas, den E. Fränkel herausgegeben hat, und welcher die kongenitale Syphilis im Röntgenbilde außerordentlich instruktiv mit vorzüglichen Abbildungen darstellt. Weitere Untersuchungen über die kongenitale Syphilis hat zur Verth angestellt, indem er die Knochenveränderungen heranwachsender Kinder im Röntgenbilde unter besonderer Berücksichtigung des chronischen Kniegelenksergusses studierte. Das Röntgenbild bot keinerlei Anhaltspunkte für die Unterscheidung zwischen tuberkulöser und syphilitischer Erkrankung, doch zeigten sich bei den Untersuchungen interessante Nebenbefunde, bei welchen zum Teil die Schwere der Knochenveränderung in einem auffallenden Gegensatz zu der Geringfügigkeit der klinischen Erscheinungen stand. Mitteilungen über abnormes Längenwachstum an den langen Röhrenknochen bei hereditärer Lues macht Blümel. Über eine Spätform der kongenitalen Syphilis mit hochgradigen multiplen Verkrümmungen der Extremitätenknochen, die einer Rachitis ähnlich sahen, jedoch nach dem Röntgenbilde luetischen Ursprungs waren, berichtet Pfaundler. Nicht unerwähnt soll auch ein Fall von Arthritis luetica bleiben, den Pollak beschrieben hat, und der nach Salvarsanbehandlung eine Heilung aufwies. Weitere syphilitische Gelenke beschreibt Bergrath.

Die **Tuberkulose der Knochen und Gelenke** hat auch in diesem Jahre eine außerordentlich intensive Bearbeitung erfahren. Sowohl in theoretischer wie in praktischer Hinsicht ist manches Neue, nicht immer Wertvollere hinzugekommen. Noch immer ist die Frage, ob konservative, ob operative Behandlung selbst für die kindliche Gelenktuberkulose nicht einheitlich gelöst. Lane, welcher lebhaft dafür eintritt, daß man sich nicht nur mit der Beseitigung der Deformitäten, sondern auch mit dem Studium ihrer Entstehung beschäftigen müsse, vertritt die Anschauung, daß auch eine Autointoxikation des Körpers durch intestinale Ursachen bei der Entstehung und Verschlimmerung von kindlichen Deformitäten in allererster Reihe in Betracht komme. Die bisher als wesentlich angenommenen Faktoren, wie Belastungsdeformität, ungleiches Wachstum, ungenügende Zirkulation und Respiration, kommen erst sekundär in Frage. Auf dieser Basis hat Lane bei chronischen durch andere Behandlungsmethoden nicht gebesserten schweren Gelenkaffektionen tuberkulöser Art die Ileokolonanastomose empfohlen zur Beseitigung von intestinalen Störungen, wie Resorption infektiöser und toxischer Produkte. Chapple konnte nachweisen, daß bei länger als vor einem Jahr operierten Patienten eine bedeutende Besserung im Allgemeinbefinden und auch eine solche der lokalen Gelenkaffektion durch die Ileokolonanastomose zu konstatieren war. In allen diesen Fällen war ein überaus langes Ileokolon vorhanden, welches die Bedingungen für die intestinale Stase abgab, die erwiesenermaßen das Auftreten von Gelenktuberkulose begünstigen soll. Neben dieser immerhin etwas eigenartigen Erklärung für den Zusammenhang zwischen intestinaler Stase und tuberkulösen Gelenkaffektionen haben wir eine Reihe von experimentellen Untersuchungen über die Entstehung der Tuberkulose zu erwähnen. So hat Multanowski Versuche an Kaninchen angestellt, welche die Bedeutung des Traumas für den Ausbruch tuberkulöser Affektionen feststellen sollten. Er hat die Muskeln des Oberschenkels durch einen Schlag mit einem halben Kilogramm verletzt und sofort nachher eine Tuberkelbazillenemulsion in die Ohrvene injiziert. Von 20 Kaninchen wiesen 13 vier Wochen nach der Verletzung typische Tuberkeln in dem verletzten Muskel auf. In den Muskeln des anderen nicht verletzten Oberschenkels fanden sich keine Abweichungen von der Norm; außerdem waren bei allen Kaninchen die Lungen infiziert. Diese Experimente zeigen die Wichtigkeit des Traumas für die Entstehung der Tuberkulose sowie die Irrigkeit der Anschauung von der spezifischen Widerstandskraft der quergestreiften Muskeln gegen diese Erkrankung. Im Widerspruch zu diesen Untersuchungen stehen experimentelle und anatomische Befunde, die Sforza gesammelt hat, und welche einen Zusammenhang zwischen Trauma und Tuberkulose in dem oben angedeuteten Sinne nicht feststellen lassen. Es scheint vielmehr, daß die latenten Tuberkuloseherde der Knochen und Gelenke in Wirklichkeit wesentlich häufiger sind, als die bisher gemachten zufälligen Befunde vermuten lassen, und daß ein Trauma, welches einen solchen latenten Herd trifft, nur die Veranlassung zu einem Ausbruch der Erscheinungen gibt, nicht aber die Krankheit hervorruft. Was die **Diagnose der Tuberkulose** anbelangt, so wird von manchen Autoren zur Sicherstellung das **Tuberkulin** herangezogen. In seiner Arbeit über das Tuberkulin in der orthopädischen Diagnose kommt Stern zu folgenden Schlußsätzen: Die latenten Fälle reagieren nur auf starke und wiederholte Dosen und auf die Pirquetsche Impfung. Die Tuberkulinreaktion ist spezifisch in dem Sinne, daß nur derjenige auf Tuberkulin reagiert, welcher eine tuberkulöse Infektion durchgemacht hat. Tuberkulin sollte nur in kleinen Dosen angewendet werden. Die Pirquetsche Reaktion ist nur für Kinder beweisend, bei Erwachsenen ist sie nur als Unterstützungsmittel für die Diagnose heranzuziehen. Die Kombination von zwei lokalen Reaktionen in einer Sitzung, eventuell unterstützt durch Zuhilfenahme der subkutanen Probe, hat in orthopädischen Fällen besonders befriedigende Resultate ergeben. Absolut beweisend ist die Tuberkulinreaktion ebensowenig wie irgendeine andere biologische Untersuchung, sie läßt nur die Infektion erkennen, zeigt aber nicht den Sitz des Krankheitsherdes, der erst durch die klinische Untersuchung festgestellt werden muß. Als weiteres diagnostisches Zeichen wird von Werndorff das regionäre Hautödem in der unmittelbaren Nachbarschaft tuberkulöser Krankheitsherde angegeben. Was nun die **Behandlung der tuberkulösen Knochen- und Gelenkerkrankungen** anbelangt, so finden sich auch in diesem Jahre wieder eine größere Zahl von Arbeiten, welche der streng **konservativen Therapie** das Wort reden. So fordert Klose die Resektion des erkrankten Gelenkes nur bei Lebensgefahr, im übrigen die bekannten konservativen Methoden neben zweckmäßiger Allgemeinbehandlung und Tuberkulinkuren, welch letztere eine ausgezeichnete Besserung des örtlichen Leidens und des Allgemeinbefindens herbeiführen sollen. Auch Höftmann empfiehlt exakte Ruhigstellung und Entlastung tuberkulöser Gelenke mit Verbänden und Schienen. Die Resultate von 42 Fällen chirurgischer Tuberkulose, welche konservativ mit Ruhigstellung und örtlichen **Jodoformeinspritzungen** behandelt worden sind, teilt Bolognesi mit. Er kann über 50 % klinischer Heilungen, ca. 15 % Besserungen, 10 %

negative Erfolge und 11 % Verschlechterungen berichten. Bolognesi ist der Ansicht, daß die konservative Behandlung bessere Erfolge gebe als ein blutiger Eingriff. Kräftige Allgemeinbehandlung, strikte, ununterbrochene Ruhigstellung der Gelenke in horizontaler Lage für längere Zeit und Punktion mit oder ohne Injektion von Medikamenten empfehlen Calvé und Gauvain als konservative Behandlung von tuberkulösen Abszessen. Sie sprechen sich gegen die breite Eröffnung solcher Abszesse entschiedenst aus und berichten über die guten Resultate dieser in Berck-sur-mer geübten von ihnen beschriebenen Methode. In ähnlichem Sinne äußert sich Hauser, der noch Einreibungen und Bepinselungen mit Jodmitteln, hauptsächlich 10proz. Jodjothion, empfiehlt, ferner Dantona, der gleichfalls sehr Günstiges von Jod oder Jodglyzerininjektionen gesehen hat. Peltesohn hat an vier Fällen durch Injektionen von 15 ccm einer aus zwei Teilen grüner Seife und einem Teil Alkohol bestehenden Mischung bei tuberkulösen Abszessen Verflüssigung des noch nicht entleerbaren Abszeßinhaltes gesehen, bemerkt jedoch, daß Jodoformglyzerin die Ausheilung besser zustande kommen läßt. Sehr Günstiges berichtet Calot von den Injektionen von Phenolkampfer. Nach etwa 14 Tagen tritt Fluktuation ein, der Abszeß wird punktiert und neuerdings injiziert. Drüsentuberkulosen sollen so ohne Entstellung und ohne Narben heilen, tuberkulöse Gelenke beweglich bleiben. In Fällen, wo andere Mittel erfolglos geblieben sind, also bei progressiver nud schmerzhafter Gelenktuberkulose, empfiehlt Packard **Tuberkulininjektionen.** Er hat in 12 solcher Fälle insofern ein gutes Resultat erzielt, als der Krankheitsherd wesentlich beschränkt worden ist. Die Kombination von Tuberkulin mit Röntgenbestrahlung empfiehlt Baisch besonders für die fungösen Formen der Knochen- und Gelenktuberkulose, vor allem bei kleineren Gelenken und dünnen Knochen. Ebenso günstig äußert sich Wilms über diese kombinierte Behandlungsmethode. Wilms macht bei dieser Gelegenheit darauf aufmerksam, daß bei fungöser Tuberkulose die Pirquetsche Reaktion negativ sein kann. Es scheint überhaupt wichtig, die Pirquetsche Reaktion vor Beginn der Tuberkulinbehandlung anzustellen, da sich, wie Diem mitteilt, gelegentlich schon nach probatorischer Tuberkulininjektion multiple Gelenkentzündungen eingestellt haben. Das Tuberkulin soll nicht als das gebräuchliche Mittel zur Behandlung aller Fälle von Gelenktuberkulose verwendet werden, besonders dann nicht, wenn die Patienten sich wohl fühlen, wenn keine Zeichen einer akuten oder fortschreitenden Tuberkulose vorhanden sind, und wenn der Allgemeinzustand ein befriedigender ist. Nur wenn Zeichen einer fortschreitenden und schmerzhaften Erkrankung bestehen, dann empfiehlt Packard das Tuberkulin als ein wesentliches Unterstützungsmittel der Behandlung. — Schon seit langer Zeit ist auf die besonders günstige Einwirkung von Licht und Luft auf die Patienten mit Knochen- und Gelenktuberkulose hingewiesen worden. Rollier hat in systematischer Weise die **Sonnenstrahlen** für die **Behandlung von Knochen- und Gelenktuberkulose** verwendet und ganz außerordentlich günstige Resultate erzielt. Durch den Übergang von niedriger zu höher gelegenen Sanatorien werden die Patienten allmählich an eine Höhe von 1500 m gewöhnt; die Kinder liegen beispielsweise in Leysin den ganzen Tag in der Sonne, sie werden möglichst bald von ihren fixierenden Verbänden befreit und fühlen sich ganz außerordentlich wohl in dieser Höhe. Die Resultate, welche Rollier erzielt und publiziert hat, sind oft geradezu überraschende. Aber nicht nur Rollier selbst, sondern auch eine große Reihe von Chirurgen, von denen einzelne der operativen Behandlung der kindlichen Knochen- und Gelenktuberkulose sehr das Wort gesprochen haben, äußern sich rühmendst über die in Leysin erzielten Erfolge. So berichtet von Eiselsberg über staunenswerte Resultate der Sonnenlichtbehandlung bei Kindern, Bardenheuer spricht begeistert von den erstaunlichen Erfolgen, die er selbst in Leysin gesehen hat, und die sich auch anderwärts mit der Sonnenbehandlung erzielen lassen. Van der Sluys teilt mit, daß die Schmerzen bald abnehmen, die Fisteln sich schließen, die Drüsen verschwinden und Ankylosen oft beweglich werden. Nach Jerusalem unterliegt es gar keinem Zweifel, daß es auch in der Ebene gelingen muß, mit Hilfe der Sonnenbestrahlung Gutes zu leisten. Die bisher in mäßigen Höhen, schon bei 760 m (Sanatorium Grimmenstein) erzielten Resultate lassen in dieser Hinsicht weiter Gutes erwarten. — Von den anderen Methoden der Behandlung der Knochen- und Gelenktuberkulose wäre hier die **Trypsinbehandlung** zu nennen. Baetzner empfiehlt am meisten das Präparat Trypsin-Fairchild. Unter der Fermentzufuhr soll eine heftige energische Reaktion im Krankheitsherd stattfinden, welche unter den heilsamen Wirkungen der Hyperämie, zelliger Infiltration und Proliferation, zu einer Umbildung von Beschaffenheit und Struktur der Gewebe, zu einem Absterben fungöser Massen führt, ohne daß die Lebenseigenschaften der gesunden Teile in irgendeiner Weise gestört werden. Schließlich kommt es zur Ausheilung mit Narbenbildung. Stürmische Reaktionserscheinungen treten in einzelnen Fällen auf, verschwinden aber wieder in wenigen Tagen. Der Inhalt der Abszesse wird dünnflüssiger, rötlichbraun, später fleischsaftartig, mehr und mehr serös. Das Allgemeinbefinden, das Aussehen, der Schwächezustand des Patienten wird zugleich auffallend gebessert. Die histologischen und mikroskopischen Befunde an mit Trypsin behandelten Tuberkulosen stimmen mit den klinischen überein. In der Technik der Behandlung gilt das Punktions- und Injektionsverfahren. Injiziert werden 1—2 ccm, mit steriler Kochsalzlösung zehnfach verdünnt. Bisweilen genügen schon 2—3 Injektionen. Bei flachen Geschwüren und Fisteln kann man das Trypsinpulver auch trocken aufstreuen und mit sterilem Gazeverband bedecken. Die Injektionsstellen sind zweckmäßig zu wechseln, um dem Trypsin eine genügende Ausbreitung zu sichern. Die Erfolge der Therapie sind bisher bei den behandelten Fällen gute; fünf schwere Gelenktuberkulosen heilten trotz ungünstiger äußerer Verhältnisse aus, teilweise mit Wiederkehr der Funktion der Gelenke. Baetzner kommt zu dem Schluß, daß die Trypsintherapie bei tuberkulösen Weichteil- und Senkungsabszessen, eitrig-fistulösen Lymphdrüsen, tuberkulösen Weichteilgeschwüren, Fisteln, Sehnenscheidenhygromen und Gelenk- und Knochentuberkulosen gute Erfolge gezeitigt hat, daß sie daher als Methode der Wahl empfohlen werden darf, speziell in dem bisher der Jodoformglyzerinbehandlung gehörigen Gebiete. Wenn auch nach seinen bisherigen Erfahrungen nicht allzu große Hoffnungen auf eine ausgedehntere Trypsinbehandlung chirurgischer Tuberkulosen gesetzt werden können, so möchte Brandes die Trypsinpräparate in der konservativen Behandlung der chirurgischen Tuberkulose nicht ganz missen. Er konnte stets eine so typisch eintretende Verflüssigung der oft sehr konsistenten, nur durch die dicksten Troikars zu entfernenden Eitermassen nachweisen, daß schon nach der ersten Trypsininjektion bei den später notwendig werdenden Punktionen mit immer dünneren Troikars und Kanülen eingestochen werden konnte, wodurch die Gefahr einer Fistelbildung wesentlich vermindert wurde. Die Trypsinbehandlung dürfte sich auch dort empfehlen, wo es sich um Patienten handelt, die nach Jodoformglyzerininjektionen Vergiftungserscheinungen zeigen, so daß die fortgesetzte Behandlung mit Jodoform bei ihnen nicht möglich ist. Das souveräne Mittel in der konservativen Behandlung chirurgischer Tuberkulose soll auch weiterhin das 10proz. Jodoformglyzerin bleiben, dessen heilende Wirkung nicht nur in der einfachen Bakterizidie besteht, das vielmehr durch seine leukotaktischen Kräfte imstande ist, die Leukozyten herbeizurufen und so eine indirekte Fermenttherapie einzuleiten, die vom Körper rationeller betrieben wird, als wir mit grober Injektionsspritze und fertigen Fabrikpräparaten von unkontrollierbarer Reinheit und Güte bis jetzt wenigstens nachzuahmen vermögen. Auch Jochmann empfiehlt auf Grund langjähriger Erfahrungen die Trypsinbehandlung bei kalten Abszessen, tuberkulösen Fisteln, vor allem aber bei fistulös-eitrigen Synovialtuberkulosen. Eine schädliche Wirkung der Einspritzungen von Trypsin konnte Speck niemals feststellen, doch trat in einzelnen Fällen ein über den lokalen Herd hinausgehendes mehr oder weniger schmerzloses Ödem auf, das einige Wochen bestehen blieb. Auch die **Röntgenbestrahlung** von **tuberkulösen Fisteln und Gelenken** hat in einzelnen Fällen gute Resultate geliefert. So berichtet Dencks über günstige Erfolge bei 5 Fällen von tuberkulösen Fisteln, bei welchen eine monatelange chirurgische Behandlung erfolglos geblieben war. Ghilarducci hat experimentelle Untersuchungen über die Einwirkung der Röntgenstrahlen auf tuberkulöse Drüsen und Gelenke angestellt und gefunden, daß die Röntgenstrahlen wohl die Fähigkeit haben, den tuberkulösen Prozeß auf das infizierte Gelenk und die entsprechenden Leistendrüsen zu begrenzen, daß sie aber nicht die Gewebe, welche der Sitz des tuberkulösen Prozesses sind, vollständig sterilisieren können. Der Effekt der Bestrahlung beruht zum Teil auf einer direkten Beeinflussung der Bazillen, zum Teil auf den schlechten Lebensbedingungen, welche für den Bazillus durch die die tuberkulösen Massen einhüllende und vollständig isolierende Sklerose geschaffen wird. Die schon in den vergangenen Jahren wiederholt besprochene Behandlung tuberkulöser Fisteln mit der **Beckschen Wismutsalbe** wird immer noch geübt, zum Teil mit sehr gutem Erfolge, trotz der ihr anhaftenden Gefahren. Brandes urteilt über diese Methode folgendermaßen: Die Becksche Methode der Wismutsalbeninjektionen ist eine ausgezeichnete Bereicherung der Diagnostik von Fistelgängen im Röntgenbilde. Rationell durchgeführte Injektionen von Wismutsalbe sind zugleich imstande, selbst ausgedehnte Fisteln zur Heilung zu bringen. Die hierzu erforderliche Zeit ist gelegentlich eine überraschend kurze. Mißerfolge sind bei dieser Methode auch zu erwarten, hauptsächlich durch einen stark herabgesetzten Kräftezustand, massenhafte Sekretion der Fisteln und Progredienz des primären Krankheitsprozesses. Vorgeschrittene Knochen- und Gelenktuberkulosen geben daher die größte Zahl der Mißerfolge ab. Der Methode haftet die Gefahr der Wismutvergiftung und der Nitritvergiftung an. Durch Änderung der Methode, durch Ersatz des Bismutum subnitricum durch Bismutum carbonicum und durch Verringerung der Wismutmassen ist die Vergiftungsgefahr zweifellos herabzusetzen, vollkommen behoben ist sie bisher nicht. Ungiftige Ersatzpräparate der Wismutverbindungen, welche gleiche heilende Wirkungen entfalten, müßten ausfindig zu machen sein, um die Salbeninjektionen nicht nur zu der schnellsten und erfolgreichsten, sondern auch zugleich zu der gefahrlosesten Fistelbehandlung zu machen. Ähnlich wie Brandes urteilt Fourmestraux; er hat in einem Drittel der Fälle Heilung erzielt. Zu äußerster Vorsicht bei der Anwendung der Beckschen Wismutpaste mahnt Bircher. Ob die Ersatzpräparate, die vorgeschlagen worden sind, denselben günstigen Erfolg erzielen, scheint höchst zweifelhaft, da eine wichtige desinfizierende Komponente, die Nitritwirkung, wegfällt. Blos verwendet zur Behandlung tuberkulöser Fisteln seit einer größeren Reihe von Jahren Zimtsäureallylester. — Ein neues Präparat zur Behandlung der Skrofulose und chirurgischen Tuberkulose empfiehlt Mosberg, das unter der Bezeichnung „Sudian“ in den Handel gebracht wird. Es besteht aus einer sehr innigen Mischung von 80proz. Sapo calinus, Sapen und Sulfur präcipitatum. — Bezüglich der **Prognose der chirurgischen Tuberkulose** mahnt Giron zu vorsichtigem Verhalten, da keine der bekannten Behandlungsmethoden den Verlauf wesentlich abzukürzen vermag, und selbst die operative Behandlung noch eine lange Nachbehandlung erfordert. Die Verschiedenartigkeit der Tuberkulose bei Kindern und bei Erwachsenen hat ihre pathologisch-anatomischen

Gründe. Ely zeigt, daß der Sitz der Tuberkulose das rote Knochenmark ist, das sich bei Erwachsenen nur in der Gegend der Gelenke, bei Kindern jedoch auch im Schaft der langen Röhrenknochen findet. Während also bei Erwachsenen eine Entfernung des Gelenkes Heilung bringen kann, ist eine solche Operation bei Kindern oft erfolglos. Auch Ely plädiert für die streng konservative Behandlung bei jugendlichen Individuen, die drei Indikationen genügen soll: der Ausschaltung der Funktion, der Vermeidung sekundärer Infektion und der Ermöglichung günstigster Allgemeinbedingungen. Auffallend gering sind in diesem Jahre die Mitteilungen über die **operative Behandlung der Knochen- und Gelenktuberkulose,** und eine größere Arbeit über dieses Thema war mir nicht zugänglich. Maaß vertritt die Ansicht, daß für die Mehrzahl der Kinder, auch bei multiplen tuberkulösen Gelenkerkrankungen, die Eliminierung eines bzw. mehrerer Erkrankungsherde einen unzweifelhaften Vorteil bedeutet, da sie die fortschreitende regionäre Infektion verhütet, die toxische Resorption verringert und auch für die Ausheilung der übrigen tuberkulösen Herde sicher vorteilhaft ist. Auch Vignard und Armand betonen, daß isolierte, gut zugängliche Knochenherde operiert werden sollen. Auch ist der operative Eingriff das sicherste und am schnellsten zur Heilung führende Verfahren in allen Fällen, in denen eine Arthritis tuberculosa trotz 5—10 monatiger richtiger Immobilisation sich verschlimmert. Die Operation kommt nur in Frage bei nicht fistelnden Fällen. Wirksam wird sie durch zweckmäßige Allgemeinbehandlung in frischer Luft unterstützt.

Die **Sporotrichose** an Periost, Knochen und Gelenken, welche mit der Tuberkulose leicht verwechselt werden kann, und die durch die Arbeiten von Beurmann, Ramond und Gourgerot bekannt geworden ist, wird von Jeanselme, Chevallier und Darbois besprochen. Die Mykose kann am Periost auftreten und erst nachträglich den Knochen befallen oder ist von Anfang an eine Knochenerkrankung. Sie beginnt mit einer schmerzlosen Schwellung, die mit dem Knochen zusammenhängt, später rot wird und in Eiterung übergeht. Auch im Innern des Knochens können solche Abszesse ihren Sitz haben, lange Zeit unbemerkt bleiben und nur unbedeutende Schmerzen verursachen. Auf dem Röntgenbild erscheint der Abszeß als heller Fleck innerhalb der Diaphyse, den oft eine verdickte, also dunklere Knochenzone umgibt. Später erscheint das Knochengewebe unregelmäßig und hat ein retikuläres, spitzenähnliches Aussehen. Auch die Sporotrichose der Gelenke kann als eine selbständige Erkrankung auftreten und eine Gelenktuberkulose vortäuschen. Das gleichzeitige Bestehen kutaner Gummen von charakteristischem Aussehen weist auf die Diagnose hin, deren Sicherstellung durch Kultur des Eiters, durch Sporoagglutination und Fixationsreaktion mit Sicherheit gelingt. Als die beste Behandlungsmethode hat sich bisher eine intensive Jodbehandlung bewährt, deren günstige Resultate nicht nur klinisch, sondern auch röntgenologisch festgestellt werden können.

Die **neuropathischen Gelenkerkrankungen**, die Arthropathien bei Tabes und Syringomyelie finden Besprechungen in den Arbeiten von Ewald, Hohmeier, Krüger und Ebstein. Ewald hat die Frage erörtert, ob die neuropathischen Gelenkerkrankungen und die gewöhnliche Arthritis deformans zwei nicht prinzipiell, sondern nur graduell verschiedene Leiden darstellen. Die Arthropathie ist von der Arthritis deformans lediglich dadurch unterschieden, daß die erstere die Veränderungen an Knorpel, Knochen und Kapsel in viel hochgradigerem Maße zeigt als die gewöhnliche Arthritis deformans. Durch die Untersuchungen von Walkhoff und Axhausen ist gezeigt worden, daß die Arthritis deformans auf krankhafter Veränderung des dem Gelenk zunächst liegenden Knochens beruht. Wodurch diese krankhafte Veränderung zustande kommt, und welch letzte allgemeine Ursache sie hat, das müssen erst weitere Untersuchungen ergeben. Bezüglich der Behandlung der tabischen Arthropathie empfiehlt Krüger in allen Fällen die Einleitung einer spezifischen Kur. Im Beginn der Erkrankung scheint eine absolute Ruhigstellung der Gelenke in Hessing-Apparaten sehr zweckmäßig. Die alte mechanische Theorie der Entstehung der Arthropathie hat Krüger durch seine Beobachtungen vollkommen bestätigt gefunden. Die throphoneurotischen Störungen können keine so große Rolle spielen, da die Knochen der von Krüger beobachteten Tabiker alle besonders kräftig waren. Der arthritische Prozeß muß sich bei dem Tabiker dauernd verschlechtern, weil das Gelenk infolge der Analgesie und der Koordinationsstörungen fortwährende mechanische Insulte erleidet. Für das Tragen orthopädischer Apparate spricht sich auch Hohmeier aus, welcher ein amputiertes tabisches Kniegelenk mit hochgradiger Zerstörung der Gelenkfläche und peri- und paraartikulärer Apposition von Knochen demonstriert. Auf ein bei Tabikern nicht selten vorkommendes Symptom, das wohl nichts besonders Charakteristisches für die Tabes an sich trägt, weist Ebstein hin. Es handelt sich um eine Überstreckbarkeit in den Fingergelenken, die sich gelegentlich auch familiär und hereditär findet. Diese Überstreckbarkeit in den Fingergelenken tritt neben der Überstreckung im Kniegelenk bei Tabikern häufiger auf.

Die **Osteoarthropathie hypertrophiante** wird von Wolfsohn beschrieben. Es handelt sich um das zuerst von Pierre Marie gekennzeichnete Krankheitsbild, dessen Ursache noch unbekannt ist, und das wahrscheinlich durch eitrige Zersetzungen im Organismus hervorgerufen wird.

Die deformierenden Gelenkerkrankungen, deren Ätiologie eine große Reihe von wissenschaftlichen Arbeitern beschäftigt, wird in einer ausführlichen und sehr interessanten, von zahlreichen Abbildungen und Röntgenbildern begleiteten Monographie von Lewellyn Jones besprochen. Jones unterscheidet streng rheumatische Arthritis und Osteoarthritis und bespricht Ätiologie, Pathologie und klinische Erscheinungen sowie die Therapie der genannten Erkrankungen. Der Ätiologie der **Arthritis deformans**, über welche in den letzten Jahren viel gearbeitet, geschrieben und gestritten worden ist, sucht man auf verschiedene Weise beizukommen. So hat Goadby Untersuchungen angestellt zur Feststellung eines spezifischen Krankheitserregers, welcher für die Arthritis deformans verantwortlich gemacht werden soll und häufig bei Patienten, die gleichzeitig an Zahn- und Kiefererkrankungen leiden, im Munde vorhanden ist. Goadby fand bei gewissen Arten von Kiefer- und Zahnerkrankungen einen ganz bestimmten Mikroorganismus, welcher bei den Versuchstieren Gelenkerkrankungen hervorrief, die der Arthritis deformans außerordentlich ähnlich waren. Solche experimentell erzeugte Arthritis wurde mit autogener Vakzine behandelt und heilte in allen Fällen. Goadby ist der Ansicht, daß wenigstens für diejenigen Patienten, bei welchen gleichzeitig eine Alveolarpyorrhöe bestand, der diese Erkrankung hervorrufende Streptobazillus auch für die Arthritis deformans als ätiologisch angesehen werden müsse. Die Preisersche Theorie von der Bedeutung der statischen Inkongruenz der

Gelenkflächen für die Entstehung der Arthritis deformans findet in dem Preiserschen Buch „Die statischen Gelenkerkrankungen“ ausführliche Begründung. Das Werk bringt eine Fülle guter und wertvoller Beobachtungen an einem ganz besonders reichen Material und manche Anregung zur weiteren Erforschung der noch immer dunklen Ätiologie der Arthritis deformans. Die pathologische Gelenkflächeninkongruenz, das Hauptmerkmal einer gestörten Gelenkstatik, ist die Ursache für die sogen. statischen Gelenkerkrankungen. Durch klinische, röntgenologische und anatomische Studien sucht Preiser der Arthritis deformans statica eine pathologisch-anatomische Begründung zu geben. Jedenfalls verdient das Buch, wie immer man sich zu der Preiserschen Theorie stellen mag, vollste Beachtung und eingehendes Studium. Die vaskuläre Theorie der Entstehung der Arthritis deformans von Wollenberg ist in den letzten Jahren ziemlich stark angegriffen worden. Walkhoff, Ewald und Preiser haben in einer ausführlichen Arbeit die Wollenbergsche Theorie an zahlreichen Versuchen einer genauen Prüfung unterzogen und haben folgendes festgestellt: Die von Wollenberg beobachteten progressiven und regressiven Prozesse an Kniegelenken von Tieren, deren Patella durch zirkuläre Naht umnäht wurde, stellen nicht, wie dieser Autor es behauptet, eine Arthritis deformans dar, sondern sind nur als die Reaktion einer zufälligen Verletzung aufzufassen, welche den Patellarknochen betroffen hat. Für die von Wollenberg aufgestellte Theorie der vaskulären Entstehung der Arthritis deformans, welche gerade durch diese Versuche bewiesen werden sollte, beweisen sie nicht das geringste. Es fehlt dieser Theorie nach den Erfahrungen der drei Autoren jede tatsächliche Unterlage, sowohl in experimenteller Beziehung als auch nach ihren Befunden an klinisch beobachteten Fällen und mikroskopischen Präparaten bei Arthritis deformans des Menschen. Die Wollenbergsche Theorie bezüglich der Entstehung der Arthritis deformans wurde auch von Axhausen und Pels einer genauen Prüfung unterzogen. Bei der Nachuntersuchung des Wollenbergschen Tierversuches zur Erzeugung einer künstlichen Arthritis deformans haben diese beiden Autoren folgendes festgestellt: Die nach Umnähung der Patella in einer Reihe von Fällen auftretenden Knorpel- und Knochenwucherungen sind als Folgezustände partieller, aseptischer Knochen- und Knorpelnekrosen aufzufassen. Diese Folgezustände sind in keiner Weise mit der von Wollenberg angenommenen venösen Stauung bzw. der Über- und Unterernährung in Zusammenhang zu bringen. Die von Wollenberg als experimentelle Stütze seiner vaskulären Theorie ausgeführten und beschriebenen Versuche vermögen diese Bedeutung nicht zu beanspruchen. Auch in dem von Wollenberg untersuchten Falle sind die reichlichen Knochenwucherungsvorgänge in der Nachbarschaft auf dieselben Ursachen der partiellen Knochen- und Knorpelnekrose zurückzuführen. Im Gegensatz zu diesen Untersuchungen stellt sich Freiberg auf die Seite der Wollenbergschen Auffassung, da nur diese Theorie das gemischte Auftreten von Proliferations- und Degenerationsprozessen erklären könne. — Eine ganz andere Auffassung von der Entstehung der Arthritis deformans scheint Nathan zu haben, da er nach den Untersuchungen von Basch die Thymus für die Therapie der Arthritis deformans heranzieht. In 83 schweren Fällen, bei denen er dauernd Thymus per os gegeben hatte, konnte er nach Monaten eine wesentliche Besserung im Gesamtzustand der Kranken und eine größere Beweglichkeit in den Gelenken feststellen. Das Aussetzen der Thymustherapie brachte regelmäßig wieder eine Verschlechterung mit sich. Nathan ist der Ansicht, daß man die Gelenke bei der Arthritis deformans nicht mit mehr oder weniger Gewalt mobilisieren soll, sondern daß man erst dann mit vorsichtigen Bewegungen zu beginnen hat, wenn eine allgemeine Besserung bemerkbar wird. Eine recht ausführliche Arbeit über die Arthritis deformans bei Elephantiasis hat Ruge veröffentlicht. Der Fall liegt wohl so, daß die Zirkulationsstörungen zu einer veränderten Funktion und damit zu den arthritischen Prozessen geführt haben, nicht aber, daß die Elephantiasis in einen ursächlichen Zusammenhang mit der Arthritis deformans zu bringen ist. Die Schwierigkeiten, die Arthritis deformans gegen die Endstadien der Gicht abzugrenzen, lassen Buckley eine größere Sammelforschung über diese Frage anregen. Für die frühzeitige Erkennung der Arthritis deformans empfiehlt Garrod die Auskultation der Gelenke.

Die **eitrigen Gelenkentzündungen,** welche doch auch für die Entstehung der Deformitäten nicht zu selten in Betracht kommen, sind genauer von Dreyer studiert worden. Dreyer hat experimentelle Untersuchungen zur Therapie der akuten eitrigen

Gelenkentzündungen angestellt und etwa folgendes gefunden: Nach erfolgter künstlicher Infektion von Gelenken erwiesen sich von den äußeren Applikationen die Thermophorbehandlung und die Resorzinspiritusverbände am wirksamsten, danach übte die intensive Eisbehandlung einen deutlich günstigen Einfluß aus, während die Heißluftbehandlung einen solchen nicht erkennen ließ. Von den in das Gelenk ohne vorausgegangene Punktion eingespritzten chemischen Agenzien wirkten das Karbol und Salvarsan durch Hintanhaltung der Gelenkerkrankungen recht günstig. Geradezu überraschend günstig erwies sich jedoch die Jodtinktur, welche zur Hälfte mit Alkohol verdünnt, also 5proz., bei der Injektion ins Gelenk die bei den Kontrolltieren stets auftretende Gelenkvereiterung verhütete. Auch Hildebrand berichtet über mehrere Fälle, bei welchen die Injektion von Jodtinktur ins Gelenk sehr günstige Resultate gab. Es handelte sich um **gonorrhoische Gelenkergüsse.** In den ersten Tagen trat eine starke Schwellung des Gelenkes auf, die bald wieder zurückging. Zu einer erneuerten Flüssigkeitsansammlung kam es nicht. Nach wenigen Tagen war das Gelenk vollkommen schmerzlos, die Schwellung verschwand, und die Beweglichkeit kehrte schnell wieder. Die Jodtinktur vernichtet einerseits die freien Gonokken im Gewebe, in das sie tief eindringt, außerdem soll sie auch durch Wärmeerzeugung günstig wirken. Die gonorrhoische Gelenkentzündung wird auch von Hahn eingehend besprochen. Trotzdem die meisten Fälle einen günstigen Ausgang nehmen, ist die Prognose doch immer mit einiger Vorsicht zu stellen. Neben den allgemein üblichen therapeutischen Maßnahmen empfiehlt Hahn besonders das Radiogen und die passive Stauungshyperämie nach Bier. Daß auch die Röntgenstrahlen auf die gonorrhoischen Läsionen neben einer sehr stark analgetischen Wirkung, welche sich frühzeitig bemerkbar macht, eine aufsaugende Wirkung ausüben und deshalb bei dieser Krankheitsform ein wertvolles therapeutisches Hilfsmittel darstellen, wird von Ceresole hervorgehoben. Ob die u. a. in letzter Zeit von Klingmüller und Behring empfohlene Thermopenetration in der Behandlung älterer gonorrhoischer Prozesse eine Rolle zu spielen berufen ist, bleibt noch abzuwarten.

Von den Arbeiten, die sich mit den akuten Gelenkerkrankungen befassen, sind noch zu nennen die von Fritsch über **Gelenk-**

erkrankungen bei Scharlach und Masern und die von Zesas über Arthropathien nach Masern.

Die **rheumatischen Erkrankungen** finden vielfach Interesse, besonders nach der therapeutischen Seite hin. Über den gegenwärtigen Stand der Lehre von den rheumatischen Erkrankungen berichtet Goldthwait in einem Vortrag, in welchem er die verschiedenen Krankheitstypen, atrophische und hypertrophische Arthritis, infektiöse und toxi-chemische Arthritis, die statischen Gelenkveränderungen und die Gicht bespricht. Er gibt die charakteristischen Symptome dieser Erkrankungen wieder und meint, daß es an der Zeit wäre, daß sich die Orthopäden etwas mehr mit diesen chronischen Erkrankungen beschäftigen. Kerr-Pringle äußert sich über die Unterscheidung der sogen. rheumatoiden Arthritis und der Osteoarthritis, die wir als primären chronischen Gelenkrheumatismus einerseits und als Arthritis deformans andererseits bezeichnen. Auf Veränderungen an den Nägeln bei chronischem Gelenkrheumatismus macht Niedermann aufmerksam. Die **Gicht** und ihre charakteristischen Zeichen im Röntgenbilde bespricht Ethel Drinberg in einer Dissertation. Als typisch für das Röntgenbild bei Gicht bezeichnet sie dunkle in die Knochensubstanz eingelagerte Herde, welche nicht Uratablagerungen, sondern Herde darstellen, an welchen wohl früher einmal ein Depot von Harnsäure gelegen hat, das resorbiert worden ist. Mit der Resorption dieses Depots hat eine Resorption von Kalksalzen stattgefunden und ist eine Durchlässigkeit dieser Stelle für Röntgenstrahlen entstanden. Zur Behandlung der akuten und chronischen Gelenkgicht empfiehlt Falkenstein Injektionen in die Gegend des schmerzhaften Gelenkes. Als Injektionsmittel wird verwendet eine 1proz. Anreibung von einer besonders feingeschlemmten Harnsäure in 2 ccm Wasser, welcher der Inhalt von 1 ccm Eusemin, d. h. 0,075 Cocain. hydrochl. und 0,0005 Adrenal. hydrochlor. zugesetzt ist. Über außerordentlich günstige Erfolge einer **Radium**inhalationskur bei einem schweren chronischen Gelenkrheumatismus eines 8½jährigen Mädchens von dem Typus des Poncetschen tuberkulösen Gelenkrheumatismus kann Eckert berichten. Die Erfolge, welche man mit Radium bei der Behandlung der Gicht und des chronischen Gelenkrheumatismus erzielt, werden in außerordentlich objektiver und sachlicher Weise von His dargestellt: ein Schwinden der Harnsäure aus dem Blute und eine fraglos bessere Beweglichkeit in den einzelnen Gelenken! Am besten eignen sich diejenigen Fälle, die noch nicht allzu lange bestehen, und bei denen es sich hauptsächlich um Schwellung und Infiltration der Gelenkkapsel handelt. Aber auch die trockenen Formen mit Degeneration der Knorpel und Beteiligung der Muskeln erleben oft eine wesentliche Besserung. Übereinstimmend mit diesen Berichten sind die Mitteilungen von Gudzent, welcher experimentell nachwies, daß die Radiumemanation imstande ist, das Mononatriumurat in sehr viel löslichere Körper zu verwandeln und dann weiter bis zu Kohlensäure und Ammoniak zu zersetzen. Am wirksamsten erwiesen sich die Radiumemanation und die Injektion von löslichen reinen Radiumsalzen. Die Radiumtrinkkur zeigte sich nicht so wirksam. Seine klinischen Erfahrungen über die Behandlung der Arthritiden und der Gicht mit Radiumemanation faßt Gudzent dahin zusammen: Wir besitzen in der Radiumemanation ein Mittel, welches bei richtiger Anwendung bessernde und heilende Wirkungen ausübt. Die akuten Formen der Gelenkentzündungen sind nach dem gegenwärtigen Stande unserer Kenntnisse kein Objekt für die Radiumbehandlung, sie werden es erst dann, wenn nach Ablauf des akuten Stadiums chronische Veränderungen zurückbleiben, oder das Leiden von vornherein chronisch einsetzt. Von chronischen Arthritiden können alle Formen für die Radiumbehandlung als geeignet in Betracht kommen, ebenso die sogen. Muskelrheumatismen und Myalgien. Die Inhalation im geschlossenen Raum (Emanatorium) wird vor allen anderen Methoden wegen ihrer besten klinischen Erfolge bevorzugt. Die Prognose ist besonders günstig bei den leichten und mittelschweren Fällen der Polyarthritis chronica progressiva. Arthritiden im Kindesalter scheinen bisher günstig zu reagieren. Von den spezifischen Arthritiden scheiden alle aus bis auf die Gonorrhöe, bei welcher wiederholt mit Sicherheit eine gute Beeinflussung konstatiert worden ist. Über günstige Erfahrungen, selbst bei alkoholischer, tuberkulöser und syphilitischer Arthritis mit Radiumtrinkkuren berichtet Jansen. Während bisher relativ kleine Dosen für die Behandlung von chronischen Gelenkerkrankungen in Anwendung gekommen sind, haben von Noorden und Falta die physiologischen und therapeutischen Wirkungen großer Dosen von Radiumemanation studiert. Sie haben gefunden, daß bei gewissen Formen des akuten Gelenkrheumatismus nur große Dosen und lange Sitzungen wirksam zu sein scheinen, daß es bei den übrigen Erkrankungsformen aber ratsam ist, immer zunächst mit schwächeren Dosen zu beginnen und eventuell zu stärkeren fortzuschreiten. Sie machen darauf aufmerksam, daß solche Kuren angreifend sind, und deshalb größere Anstrengungen während der Behandlung vermieden werden müssen. Auf die Bedeutung der Bewegung und Heilgymnastik bei der Behandlung der Gicht weist Weiß hin. Der sogen. **tuberkulöse Gelenkrheumatismus** Poncets wird nun auch hier und da diagnostiziert. So berichtet Schuckelt auf Grund einer langjährigen an einem großen und ziemlich gleichartigen Material gewonnenen Erfahrung, daß es zahlreiche Fälle gibt, welche dem chronischen Gelenkrheumatismus außerordentlich ähnlich sehen und doch auf tuberkulöser Basis beruhen. Gerade bei solchen Fällen hat er eine sehr günstige Einwirkung von Moorbädern gesehen. Weitere Fälle von tuberkulösem polyartikulärem Gelenkrheumatismus berichten Curtillet und Lombard. — Nicht unerwähnt soll auch die **Thermopenetration** bei der Behandlung von Gelenkerkrankungen bleiben. Die Diathermie erzeugt im Körper Wärme auf künstlichem Wege. Die Erfolge dieser Behandlungsmethode werden im allgemeinen als recht erfreuliche bezeichnet. Was zunächst die Theorie des Thermopenetrationsverfahrens anbelangt, so wäre folgendes zu bemerken: Das Verfahren bezweckt die innere Erwärmung des lebenden Organismus mit Hilfe von Wechselströmen hoher Frequenz. Der kontinuierliche oder ungedämpfte Hochfrequenzstrom erzeugt bei seinem Durchgang durch den Körper Wärme infolge des Widerstandes, den das Gewebe dem Durchgang des elektrischen Stromes entgegensetzt. Die Behandlungsweise ermöglicht eine strenge Lokalisation, denn die Wärme wird nur erzeugt in dem zwischen den beiden Elektroden befindlichen Gewebe. Diese von Simon gemachten Mitteilungen werden praktisch erhärtet durch die Resultate, welche Stein und Schminke sowie Nagelschmidt berichten. Stein fand, daß sich zur Behandlung mit Diathermie gonorrhoische, rheumatische und besonders gichtische Gelenkentzündungen eignen. Am deutlichsten ist die Beeinflussung der frischen gonorrhoischen Gelenkentzündung. Auch beim akuten Gichtanfall werden auffallende Erfolge erzielt. Ganz ähnliche Mitteilungen machen Schminke und Nagelschmidt. Die Vorzüge der Bierschen Saugglocke für die Behandlung der chronischen Arthritis hebt Plate hervor.

Über die Folgen von Gelenkerkrankungen, **Kontrakturen und Ankylosen** berichten mehrere Arbeiten. Zunächst weist Zander daraufhin, daß sich ein großer Teil der zur Behandlung kommenden Kontrakturen durch geeignete Prophylaxe verhüten lasse. Kann man voraussehen, daß Versteifungen und Kontrakturen der Extremitäten eintreten, dann soll die betreffende Extremität in diejenige Stellung gebracht werden, in welcher eine eventuelle Ankylose am wenigsten stört. Ist einmal eine Kontraktur oder eine Ankylose eingetreten, dann gibt es in der orthopädischen Chirurgie zahlreiche Mittel, den Zustand zu beseitigen oder wenigstens zu bessern. All diese Mittel, Medikomechanik, Redressement, Arthrolyse und Apparatbehandlung werden von dem Autor eingehend besprochen. Eine sehr dankenswerte Zusammenstellung über die Behandlung der Gelenkdeformitäten gibt Buccheri. Seine Abhandlung enthält eine Menge interessanter und wissenswerter Einzelheiten und zeigt eine große Erfahrung.

Unter den vielen Krankheitsursachen, die zu **Gelenkversteifungen** führen können, nennt Bolton Infektionen, die von den Zähnen ausgehen, und denen man heute noch viel zu wenig Beachtung schenkt. Auf die Bedeutung der polyartikulären Muskeln als Ursache der arthrogenen Kontrakturen weist Jansen hin. Was nun die **Behandlung versteifter Gelenke** anbelangt, so liegen eine Reihe von Berichten vor über günstige operative Resultate, besonders der orthopädischen Resektion mit Interposition von Muskel-, Faszien-, Fett- und Amnionlappen. So konnte Röpke experimentell feststellen, daß frei transplantierte Fettlappen desselben Tieres immer einheilen, und daß die Transplantation freier Fettlappen gegenüber der Transplantation von anderem Material den Vorteil hat, daß der Lappen immer von demselben Patienten in ausreichender Größe genommen werden kann. Vulpius, Katholitzki und Lipburger geben der Transplantation gestielter Faszienlappen den Vorzug. Weitere günstige Resultate mit solchen gestielten Faszien- oder Muskelfaszienlappen sowie mit freien Muskelfaszienlappen bei Ankylosen oder schweren Gelenkversteifungen berichten Rehberg und Putti. Über die Verwendung des Amnions der kindlichen Eihüllen als Interpositionsmaterial hat Schmerz Versuche angestellt, die einen sehr befriedigenden Verlauf genommen haben. Eine etwas andere Methode, um neue Gelenkflächen zu schaffen, hat Klapp angewendet. Er hat in einer Reihe von Fällen die durch Resektion gewonnenen Gelenkenden oder Teile derselben benutzt, um aus ihnen nach weiterer Entfernung der das Gelenk zusammensetzenden Knochen neue Gelenkenden zu schaffen. Die Methode, welche nur da anzuwenden ist, wo der Knorpel noch zuverlässig brauchbar erscheint, also am besten nach traumatischen Ankylosen, wird von Klapp als Umpflanzung der Gelenkenden bezeichnet. Die Technik dieser Operationsmethode für das Ellbogen- und Schultergelenk wird ausführlich beschrieben und muß im Original nachgelesen werden. — Von den nicht operativen Methoden der Behandlung von fibrösen Ankylosen empfehlen Strochauer die Verwendung der von Momburg angegebenen Gummizüge unter gleichzeitiger Heißluft-Bäder- und Massagebehandlung, Duclaux und Schützenberger die Verwendung von Heißluftbädern, Hahn die Elektrizität. Hahn verwendet die elektrolytische Wirkung des konstanten Stroms, indem der betreffende Körperteil als negativer Pol in eine 1—2proz. Kochsalzlösung eintaucht, während als positive Elektrode eine breite Metallplatte am oberen Ende der Extremität benutzt wird. Bei 40—60 Milliampère beträgt die Dauer einer Sitzung 30 Minuten bis zu einer Stunde. Nach Angaben von Hahn sollen die Erfolge sehr rasche und vollständige sein. Auf Grund eigener Untersuchungen und Erfahrungen berichten Werndorff und Winckler über die Ionentherapie in der Orthopädie. Sie heben hervor, daß die Wirksamkeit des elektrischen Stromes bei chronischen Gelenkerkrankungen wahrscheinlich auf einer Ionenwirkung beruht, und daß die Einführung von Ionen — sie benutzen Chlornatrium oder Chlorammonium in 1—2proz. Lösung — mittels des galvanischen Stroms viel wirksamer sei als die Applikation des galvanischen Stroms allein.

Die so eifrigen Bestrebungen, welche man dem **Knochen- und Gelenkersatz** widmet, dürfen nicht übersehen werden. Zahlreiche Arbeiten aus den verschiedensten Kliniken beweisen, wie emsig an diesem Problem gearbeitet wird, und welche Fortschritte in den letzten Jahren bereits gemacht worden sind. Über den gegenwärtigen Stand unserer klinischen Erfahrungen über die Transplantation lebenden menschlichen Knochens berichtet

Streißler an der Hand von 29 Fällen aus der von Hackerschen Klinik. Er hebt hervor, daß das beste Ersatzmaterial bei der freien Knochenplastik lebender periostbedeckter menschlicher Knochen, möglichst von demselben Individuum ist. In der besonders sorgfältigen und eingehenden Arbeit schildert der Autor die verschiedenen Verfahren der Knochentransplantation und bespricht die Methode der Technik und das Indikationsgebiet. Die Erfolge der verschiedenen Operationen waren in zahlreichen gelungenen Fällen, auch in funktioneller Hinsicht, außerordentlich zufriedenstellend. Unter dem Einfluß der wiedereinsetzenden Funktion gehen mit dem eingepflanzten Knochen Umformungen vor sich, welche nicht nur die Wiederherstellung der früheren Funktion, sondern auch die Wiedergewinnung der morphologischen Eigenschaften des betreffenden Skelettabschnittes zum Ziele haben. Zahlreiche ausgezeichnete Röntgenbilder bringen für die letztere Behauptung auch die Belege. Außerordentlich exakte und wertvolle Untersuchungen über freie Knochenplastik verdanken wir Axhausen, der sich besonders mit der histologischen Erforschung der Vorgänge beschäftigt hat, die sich am Periost und am Knochen abspielen. Fast alle Autoren, die sich mit diesem Gegenstand beschäftigt haben, betonen übereinstimmend die Wichtigkeit des Periosts bei der freien Knochenüberpflanzung. Codivilla macht darauf aufmerksam, daß bei der Verpflanzung größerer Knochenstücke die normale Spannung der anliegenden Muskeln von großer Wichtigkeit ist. Eine Verpflanzung von Periost ohne Knochen soll nicht vorgenommen werden. Aus den Untersuchungen von Pokotillo über das Schicksal lebender Knochen, welche in Weichteile transplantiert worden sind, geht hervor, daß der transplantierte Knochen bei scheinbarer klinischer Einheilung vollständig zugrunde geht. Das das transplantierte Knochenstück bedeckende Periost bleibt lebensfähig und bewahrt allem Anscheine nach die Fähigkeit, Knochen zu produzieren. Zu gleichem Resultat in bezug auf die Bedeutung des Periosts kommt Lobenhoffer. Sehr günstige Erfolge bei Knochentransplantationen berichten Enderlen und Haberer, ebenso teilt Stieda ausgezeichnete Resultate von freier Knochenplastik mit. In seinem Falle wurde ein vom einem anderen Menschen gewonnenes Knochenstück aus der Tibia, nachdem es eine Stunde lang im Wasser ausgekocht worden war, erfolgreich implantiert. Weiter wären noch die

Mitteilungen von Neumann und Heimann über Knochenplastik zu erwähnen. Einen anderen Weg des Knochenersatzes hat Kausch eingeschlagen. Es ist ihm gelungen, einen toten Knochen in ein periostfreies Lager einzupflanzen und dort einzuheilen. Die histologische Untersuchung des Falles hat ergeben, daß über dem ganzen zirkulären Periostdefekt sich neues Periost gebildet hat, und zwar dadurch, daß das anstehende Periost hinübergewachsen ist. Aus dem neugebildeten Periost hat sich neuer Knochen gebildet, während der implantierte Knochen allmählich resorbiert wurde. Kausch schließt daraus, daß frisch gewonnener menschlicher toter Knochen im Gegensatz zu den heute herrschenden Anschauungen ein recht brauchbares Material für den Knochenersatz ist, auch im periostfreien Lager. In letzterem Falle muß der implantierte Knochen aber mit dem anstehenden Knochen sowohl wie mit dem Periost in Kontakt stehen. Interessante Untersuchungen über die Dauererfolge der Osteoplastik hat Frangenheim an Kaninchen und Hunden angestellt und ist zu folgenden Resultaten gekommen: Das auf dem verpflanzten Knochen erhaltene Periost behält auch nach der Verpflanzung die Fähigkeit der Knochenbildung, auch wenn es auf ein anderes artgleiches Tier übertragen wird. Der periostbedeckte lebende Knochen ist als das beste Verpflanzungsmaterial zu bezeichnen, weil die Ossifikationsfähigkeit des Periosts fast regelmäßig erhalten bleibt. Bei der Verpflanzung periostlosen lebenden Knochens kommt es zur Regeneration des entfernten Periosts vom Mutterboden aus. Der Knochenansatz, die Resorption und Substitution des transplantierten Knochens erfolgen hauptsächlich von dem Mutterboden aus, in den verpflanzt wird, und zwar um so schneller, je vollkommener die Berührung zwischen dem verpflanzten Stück und dem Mutterboden ist. — Mazerierter Knochen kann auch zum Ersatz der Knochendefekte benutzt werden, vor allem dann, wenn eine innige Berührung zwischen dem eingepflanzten Knochen und dem Mutterboden zustande kommt; doch erfolgt die Resorption und der Ersatz von mazeriertem Knochen weit langsamer als von lebendem. Auch das Horn kann nach den Untersuchungen von Rehn und Wakabarashy als Bolzen, Ring oder Nagel zweckmäßig verwendet werden; es ist, wie die experimentellen Arbeiten der genannten Autoren zeigen, nicht allein dem bisher verwendeten künstlichen Material weit überlegen, sondern hat sogar vor gewissen Formen des Knochenbolzens Vorteile, auch wenn es sich um die Verwendung des letzteren unter den günstigsten Verhältnissen der Autoplastik handelt. Es ermöglicht eine langdauernde genügende Fixierung, ist auf der einen Seite einer langsamen Resorption zugänglich und verbindet damit den unleugbaren Vorzug, daß es, obwohl körperfremd, keineswegs den verderblichen Reiz des Fremdkörpers, sondern vielmehr eine geringfügige die Knochenneubildung anregende Reaktion auslöst.

Was die Frage der **Gelenktransplantation** anbelangt, so liegen experimentelle Untersuchungen bei Hühnern und Kaninchen von Impallomeni vor. Der Autor hat bei Kaninchen das Kniegelenk und bei Hühnern dieses und das Tibiotarsalgelenk überpflanzt. Die Tiere, bei denen die Überpflanzung ohne nachfolgende Extension ausgeführt wurde, haben funktionell die besten Resultate ergeben. Als Indikationen für die Gelenktransplantation beim Menschen stellt Impallomeni folgende auf: 1. Traumen, 2. bösartige Tumoren, 3. akute und chronische Entzündungen, 4. Ankylosen. Auf Grund seiner Untersuchungen kommt Impallomeni zu dem Schluß, daß überpflanztes Material von einem 12 Stunden toten Tiere sich genau so verhält wie vollkommen frische Gelenkteile. In fünf von elf Fällen war der Erfolg einer solchen Transplantation vom Kadaver ein sehr guter. Über sehr erfreuliche Resultate der Transplantation von Gelenken können auch Enderlen und Küttner berichten. Enderlen hat von 4 Kniegelenken 2 mit glücklichem Erfolge überpflanzt. Küttner ist es gelungen, ein Hüftgelenk einer Leiche zu tranplantieren und zur Einheilung zu bringen. Auch in einem Falle von Schultergelenktuberkulose hat er das ganze Gelenk geschlossen in einem Stück entfernt und sofort durch ein Leichengelenk ersetzt. Über einen Mißerfolg einer Gelenktransplantation nach Lexer berichtet Hinz. Trotz scheinbarer primärer Einheilung des der Leiche eines Schußverletzten 1½ Stunden nach seinem Tode entnommenen Gelenkes kam es bald zu Fistelbildung und Eiterung und Sequestration, so daß die Resektion des implantierten Gelenkes vorgenommen werden mußte.

Auch die freie **Faszien**- und **Sehnentransplantation** haben Fortschritte zu verzeichnen. Lexer konnte auf dem Chirurgenkongreß berichten, daß die Faszienverpflanzungen sich für die verschiedensten Zwecke bewährt haben. Bei freier Sehnenverpflanzung ist ein wichtiger Unterschied zu bemerken in dem Verhalten der Sehne bei gänzlicher Ruhe und bei früher funktioneller Inanspruchnahme. Bei ersterer tritt eine bindegewebige Substitution des Sehnengewebes ein, und es gelingt dadurch, wegen der festen Verwachsung mit der Umgebung wichtige Bänder zu ersetzen. Bei frühzeitiger Funktion hingegen bleibt die Verwachsung aus, und durch den funktionellen Reiz kommt es zu einer Wucherung des mitverpflanzten Peritenoniums, wodurch zugrunde gehende Fasern regeneriert werden. Auf diese Weise ist der Ersatz von Sehnen und Sehnendefekten, z. B. nach eitriger Zerstörung, an den Fingern möglich. In einem für den Praktiker bestimmten Aufsatz gibt Rehn eine lesenswerte Übersicht über die Fortschritte auf dem Gebiete der Verpflanzung von Geweben.

Von den Muskelerkrankungen hat die **Myositis ossificans** in diesem Jahre weitaus die größte Beachtung erfahren. Fast sämtliche Autoren, welche über die Myositis ossificans traumatica berichten, sind der Ansicht, daß für ihre Entstehung Verletzungen des Periosts mit Blutaustritt hauptsächlich in Betracht kommen. Daß gerade der Quadriceps und der Brachialis internus vorzugsweise von der Erkrankung befallen werden, erklären Gollec und Makins dadurch, daß diese Muskeln breit am Knochen ansetzen und dadurch leicht zu Verletzungen und Abrissen Veranlassung geben. Sie empfehlen in bezug auf die Behandlung zunächst absolute Ruhe, später Massage und Bewegungen; operative Eingriffe sollen nur dann ausgeführt werden, wenn die Krankheit dauernd zum Stillstand gekommen ist, und der Patient funktionelle Störungen zeigt. In ganz ähnlicher Weise äußern sich über Ätiologie, Pathologie und Behandlung Kawashima, Rickman und Bowlby in ihren Arbeiten. Sudeck kommt auf Grund von Leichenuntersuchungen bezüglich der künstlichen Herstellung einer Ellbogenluxation nach hinten und auf Grund einer Anzahl von Röntgenbildern zu der Ansicht, daß die Theorie von der parostalen Callusbildung weit mehr Wahrscheinlichkeit habe als die der Myositis ossificans. Die muskuläre Theorie lehnt er deshalb ab, weil er einmal die Disposition zur Myositis ossificans nicht gelten lassen will, und zweitens weil die Verknöcherungen nach Form, Lage, Aussehen und Entwicklungsdauer gewöhnlich dem Callus und nicht dem Endprodukt einer ossifizierenden Myositis entsprechen. Weitere Fälle von Myositis ossificans traumatica nach Verletzungen in der Nähe des Ellbogengelenks berichten Lichtenauer, Astramonoff und Zondek. Über eine Myositis ossificans im Quadriceps macht Makins Mitteilung, während Klose im Anschluß an einen Fall von Myositis ossificans in der Nähe der Halswirbelsäule darauf hinweist, daß die Erkrankung durchaus nicht auf wenige Stellen des Körpers beschränkt ist, und daß auch Wirbelverletzungen unter bestimmten Bedingungen zu Muskelverknöcherungen führen können. Schließlich demonstriert Bauer einen Fall von progressiver typischer Myositis ossificans.

An dieser Stelle sind vielleicht noch einige Arbeiten über die Wirkungen und Indikationen des **Fibrolysins** zu nennen. Auf Grund eingehender experimenteller und klinischer Studien und auf Grund der kritischen Durchsicht des Materials anderer Autoren kommt Sidorenko zu dem Schluß, daß dem Fibrolysin ein therapeutischer Wert bei der Beeinflussung narbigen Gewebes abzusprechen ist. Auf gewisse toxische Wirkungen des Fibrolysins macht Walterhoefer aufmerksam, welcher eine auffallend günstige Wirkung des Fibrolysins beim akuten und subakuten Gichtanfall beobachten konnte. Ähnliche Intoxikationserscheinungen teilt Friedmann mit. Die unangenehmen Nebenwirkungen treten nach Mendel nur sehr selten auf und beruhen wohl auf Anaphylaxie. Wenn sie auftreten, so sind sie ein Beweis für die energische Einwirkung auf das Narbengewebe.

Die **ischämische Muskelkontraktur** hat durch Bardenheuer eine neue umfassende und gründliche Bearbeitung erfahren. Nach Bardenheuer ist die ischämische Muskelkontraktur die Folge der Ischämie bzw. der davon abhängenden und durch sie bedingten venösen Stauung und der Einwirkung der Kohlensäure auf die Kerne der Muskelfibrillen. Die Muskelkontraktur kann zustande kommen durch alles, was zentralwärts entweder durch die direkte Verlegung des Hauptgefäßes oder indirekt durch eine Infiltration des paravaskulären Gewebes des Gefäßbettes die Zirkulation des Blutes hemmt. Die Entwicklung der ischämischen Infiltration sowie der Stauung erfolgt durch Verletzung der Arterie, an erster Stelle durch die Intimaruptur des Hauptgefäßes. Dieselbe genügt aber allein ebensowenig wie die Unterbindung der Hauptarterien, um eine ischämische Kontraktur herbeizuführen, sondern es muß unbedingt noch eine teilweise Verlegung der Kollateralgefäße durch retrofasziale Infiltration und dadurch bedingte

Spannung oder, wie es Bardenheuer nennt, durch eine intrakapsuläre Faszienspannung oberhalb eines Gelenkes hinzukommen. Es genügt bisweilen eine einfache Kontusion der Arterien- und Venenwand mit gleichzeitiger Verletzung des Gefäßbettes und mit einer sekundären entzündlich traumatischen Infiltration, um eine ischämische Myositis hervorzurufen. In den meisten Fällen ist nicht der Gipsverband schuld an der Entstehung der ischämischen Muskelkontraktur, wenigstens nicht allein schuld, sondern die obenerwähnten organischen Verletzungen. Die außerordentlich interessante und wertvolle Arbeit verdient eingehendes Studium. Zu etwas anderen Anschauungen kommt Rummant. Er faßt die ischämische Kontraktur als eine rein muskuläre auf, da sie ein Folgezustand der durch die Verletzung bedingten Muskelentzündung und von der Nervenläsion unabhängig ist. Eine wichtige Rolle in der Ätiologie der ischämischen Muskelkontraktur spielen nach ihm die Frakturen, besonders diejenigen des Humerus und des Vorderarms, wie denn überhaupt die obere Extremität immer viel reichlicher beteiligt ist. In 88 % aller Fälle ist ein zu fest angelegter Verband die Ursache der Erkrankung, nur in einzelnen Fällen ist die Kontraktur auch ohne Verband aufgetreten. In diesen hat es sich aber meistens um Gefäßzerreißungen gehandelt und um Kompression der Weichteile durch den Bluterguß oder um eine Kompression durch die Knochenfragmente bzw. durch Callus oder Narbengewebe. Im allgemeinen gibt der Autor dem operativen Vorgehen bei der Behandlung den Vorzug, es dürfte sich jedoch in nicht allzu schweren Fällen empfehlen, mit der unblutigen Behandlung einen Versuch zu machen. Über einen sehr günstigen Erfolg der Resektion beider Vorderarmknochen wegen ischämischer Kontraktur nach Fraktur des Vorderarms berichtet Buccheri; ebenso kann Tietze über ausgezeichnete Resultate des gleichen Verfahrens in zwei Fällen Mitteilung machen.

Die Arbeiten über die **spinale Kinderlähmung** haben auch in diesem Jahre nach jeder Richtung hin ihre Fortsetzung gefunden. In einer sehr sorgfältigen Darstellung bringt Becker eine bibliographische und geschichtliche Übersicht über die akute und chronische epidemische Kinderlähmung auf Grund eingehendster Literaturstudien. Für den Forscher auf diesem Gebiete ist das Buch von Wickmann — „Die akute Poliomyelitis bzw. Heine-Medinsche Krankheit“ — durch die ausgezeichnete Darstellung der

Ätiologie und der gesamten Pathologie der akuten Poliomyelitis eine wertvolle Gabe. Eigene und fremde Forschungsergebnisse auf dem Gebiete der Ätiologie der epidemischen Kinderlähmung bringt ein ausgezeichnetes Buch von Römer. Untersuchungen von Flexner und Clark über das Virus der Poliomyelitis haben gezeigt, daß das letztere in seltenen Fällen auch in anderen Organen als im Zentralnervensystem, so z. B. in den regionären Lymphdrüsen, in den Tonsillen, vor allem aber in der Nasenrachenschleimhaut nachgewiesen werden kann. Impfversuche mit einer Tonsillenemulsion, welche durch ½proz. Karbolsäure von den übrigen Bakterien befreit worden ist, haben bei Affen das typische Bild der Poliomyelitis hervorgerufen. Auf die Bedeutung, welche die Fliegen bei der Übertragung der spinalen Kinderlähmung besitzen, weist Medin hin. Er zeigt ferner, daß das Virus gegen Wasserstoffsuperoxyd außerordentlich empfindlich ist. Da das per os gegebene Urotropin in gewisser Menge in der Zerebrospinalflüssigkeit ausgeschieden wird, machte Flexner Versuche an Affen, aus denen hervorging, daß das Urotropin vielleicht einen prophylaktischen, sicher keinen heilenden Wert besitzt. Weitere experimentelle Untersuchungen über die Heine-Medinsche Krankheit verdanken wir Römer. Er berichtet über ein Krankheitsbild bei Meerschweinchen, welches der Poliomyelitis beim Menschen außerordentlich ähnlich ist. Die Ursache der Erkrankung ist ein lebendes Virus, das filtrierbar, sehr widerstandsfähig gegen Glyzerin ist und alle bis jetzt ermittelten Eigenschaften des Virus der Heine-Medinschen Krankheit besitzt. Für die Bezeichnung der Erkrankung schlägt Römer den Namen ,,Meerschweinchenlähme“ vor. Beiträge zur Epidemiologie der epidemischen Kinderlähmung liefern uns die Arbeiten und Vorträge von Bramwell, Hellström, Winnet-Orr, Parker und Baginski. Die Erfahrungen von Hellström beruhen auf der Beobachtung eines sehr großen Materials. Wenn auch nur vereinzelt Geschwister erkrankt sind, so ließ sich in seinen Beobachtungen doch immer eine Mittelsperson eruieren, welche durch Umgang mit Erkrankten die Infektion übertrug. Eine zusammenfassende Darstellung über den heutigen Stand unseres .Wissens über die spinale Kinderlähmung bringt Feiß. Ätiologisch ist von Bedeutung das epidemische Auftreten der Affektion, die Übertragbarkeit auf andere Tiere, ohne daß es bis jetzt gelungen wäre, bestimmte Mikroorganismen zu finden, ferner daß fast ausschließlich Kinder betroffen werden, und daß die Epidemien fast stets im Spätsommer auftreten. Eine vollkommene Wiederherstellung aller Funktionen ist äußerst selten, ein Todesfall tritt kaum je ein. Die Behandlung hat im Frühstadium für absolute Ruhe zu sorgen, die beginnenden Deformitäten müssen auf mechanischem Wege gebessert werden. Im Heilungsstadium werden Massage und Elektrizität verwendet. Sind die Fälle älter geworden, so muß man zwei Indikationen gerecht werden: der Korrektur der Deformitäten und der Wiederherstellung einer aktiven Funktion. Auch Helbing bringt unter dem Titel „Orthopädie und Nervenkrankheiten" eine sehr lesenswerte Abhandlung über die orthopädische Behandlung der Lähmungszustände nach Poliomyelitis sowie von Lähmungen in dem Gebiete des Plexus brachialis und der spastischen Lähmungen. Eine große Reihe für den Fachkollegen recht wertvoller eigener Erfahrungen sowie mancher zweckmäßige Ratschlag zeichnen die Arbeit aus. — Was nun die Behandlung der spinalen Kinderlähmung betrifft, so sind die Erfahrungen, die man auf Empfehlung von Mackenzie mit der möglichst sofortigen Ruhigstellung der erkrankten Extremitäten und der Wirbelsäule gemacht hat, recht befriedigende. Mayer hat zwei Fälle frischer Kinderlähmung auf diese Weise etwa ein halbes Jahr behandelt und konnte beobachten, daß die Kontrakturen ausgeblieben sind, und der größte Teil der Muskelfunktion sich wiederhergestellt hat. Überhaupt soll man, wie dies auch andere Arbeiten zeigen, den Muskeln und Sehnen genügend Zeit und Gelegenheit geben, sich zu erholen. Pürckhauer weist an dem Material der Langeschen Klinik nach, daß bei poliomyelitischen Lähmungen die Muskeln sich vielfach erholen, wenn sie nicht mehr überdehnt sind, ein Beweis für die Richtigkeit der Angaben von Wittek und der Beobachtungen von Lorenz und von Aberle welche seinerzeit gegen das Zuvieloperieren bei Lähmungen Stellung genommen haben. Auch nach der Ansicht von Robert Jones greift man bei der Kinderlähmung zu frühzeitig ein. Man soll die geschädigten Muskeln in entspannter Stellung fixieren und sie ausruhen lassen. Sehnentransplantationen sollten nicht vor Ablauf eines Jahres nach der akuten Attacke und nur bei Kindern über 5 Jahren ausgeführt werden. Arthrodesen soll man sich als letztes Hilfsmittel aufsparen und hauptsächlich in der Armenpraxis ausführen.

Sie geben nur gute Resultate bei Kindern über 10 Jahren. Auch Krause empfiehlt, die orthopädisch-chirurgische Therapie erst 1½—2 Jahre nach dem Einsetzen der Krankheit zu beginnen. Bei Deltoideuslähmungen rät er zu frühzeitiger orthopädischer Behandlung, da erfahrungsgemäß die Muskelatrophie ganz außerordentlich schnell beträchtliche kaum reparable Grade erreicht. In ganz ähnlichem Sinne äußert sich Forbes über den Zeitpunkt der chirurgischen Behandlung der spinalen Kinderlähmung.

Besonders beim Hackenfuß und bei der Quadricepslähmung empfiehlt Böcker, die Sehnenverpflanzung bald im Anschluß an das Redressement vorzunehmen. Bei paralytischen Klumpfüßen läßt er nach dem Redressement erst längere Zeit verstreichen, um den Erfolg der Sehnenentspannung abzuwarten und davon die Transplantation abhängig zu machen.

Die orthopädische Behandlung der spinalen Kinderlähmung teilt Lange in drei Abschnitte: für das akute Stadium empfiehlt er ein Gipskorsett oder Gipsbett zur Ruhigstellung der Wirbelsäule, für das zweite (Reparations-) Stadium Kräftigung der gelähmten Muskeln und Verhütung von Kontrakturen durch entsprechende, nicht zu kräftige Massage, gleichzeitig das Tragen von Schienen und Zelluloideinlagen, die mit Stahldrähten verstärkt werden. Die Schienenapparate mit Laschen sollen nicht so starke Atrophie machen wie die Lederhülsen. Für das dritte Stadium, das der irreparablen Lähmung, kommen folgende Operationen in Betracht:

1. Das Redressement mit oder ohne Tenotomie. In den meisten Fällen ist es nicht ausreichend, um Rezidive zu verhüten.

2. Die Nervenplastik, welche auch noch keinen unzweifelhaften Erfolg bei der Kinderlähmung verspricht.

3. Die Arthrodese, die man nicht vor dem 14. Lebensjahr vornehmen soll, weil sonst die knöcherne Vereinigung ausbleibt.

Was die Sehnenüberpflanzung betrifft, so empfiehlt Lange möglichst einfache Operationspläne bei Verwendung der periostalen Methode. Um die Verwachsung der künstlichen Sehnen mit der Umgebung zu verhüten, wird für die Sehnen ein Kanal durch das Fettgewebe gebohrt. — Auf Grund anatomischer und pathologisch-anatomischer Betrachtungen kommt Mencière bezüglich der Behandlung der Kinderlähmung mittels Sehnentransplantationen zu folgenden Schlüssen:

1. Von zwei durch den gleichen Nerven versorgten Muskeln, von denen der eine gelähmt, der andere nicht gelähmt ist, kann man den gesunden Muskel, obwohl er vom gleichen Nerven versorgt wird, bei plastischen Operationen verwenden.

2. Zwei Muskeln desselben Gliedabschnitts, die von verschiedenen Nerven aus verschiedenen Plexus versorgt werden, sind bei der Poliomyelitis meist nicht beide gleichzeitig betroffen.

3. Die klinische Überlegung verlangt keine gemeinsamen Kerne für ganze Muskelgruppen, welche im Falle eines poliomyelitischen Herdes alle betroffen sein müßten, sondern für jeden Muskel einzelne Kerne, die nicht in Gruppen, sondern getrennt voneinander im Rückenmark liegen.

4. Dafür spricht die Tatsache, daß die poliomyelitischen Herde mehrfach und regellos zerstreut auftreten können. Aus den Ausfallserscheinungen läßt sich der Sitz der einzelnen Herde bestimmen.

Was nun die **Technik der Sehnenverpflanzung** anbelangt, so hat Lange in einer ausgezeichneten Arbeit in den Ergebnissen der Chirurgie und Orthopädie alles Wissenswerte über dieses Gebiet auf Grund reichster eigener Erfahrungen zusammengestellt. Die Lektüre dieser Arbeit schafft eine vorzügliche Orientierung über alle einschlägigen Fragen. Eine kurze Zusammenstellung der wichtigsten Sehnenoperationen bringt Muskat. Die von Vulpius über die Widerstandsfähigkeit von Sehnen und Sehnennähten angestellten experimentellen Untersuchungen haben gezeigt, daß das geringe Zutrauen in die Festigkeit gelähmter Sehnen ganz unbegründet ist, und daß diese Gewebe auch in gelähmtem Zustand ganz erhebliche Belastungen vertragen. Solche Untersuchungen hat auch Natzler angestellt und durch dieselben bewiesen, daß die gelähmten Sehnen nicht abnorm dehnbar und zerreißlich sind, und daß die Nähte an den Sehnen sehr gut halten. Gegen diese experimentellen Ergebnisse von Vulpius und Natzler wendet sich Lange, der darauf hinweist, daß sich nicht alle gelähmten Sehnen im Sinne der von den beiden genannten Autoren ermittelten Tatsachen verhalten, sondern daß es naturgemäß graduelle Unterschiede gibt zwischen noch recht festhaltenden und sehr zerreißlichen Sehnen, und daß nicht die experimentellen Untersuchungen allein das entscheidende Wort sprechen dürfen, sondern daß vielfache klinische Erfahrung zeigt, wie notwendig es ist, in vielen Fällen wenigstens die verpflanzte Sehne am Periost zu befestigen. Bezüglich der Muskelteilungen bei Transplantationen konnte Guaccero feststellen, daß sie keinerlei ernste Ernährungsstörungen für Muskel und Sehne mit sich bringen: doch sind seine Versuche, welche normale Muskeln betrafen bei Tieren, deren Fortbewegung von der unserigen ganz verschieden ist, für das Problem der teilweisen Muskel- und Sehnenverpflanzungen nicht vollkommen maßgebend. So konnte von Mutach nachweisen, daß das beste Resultat bei Muskeltransplantationen dann erzielt wird, wenn die einfache Verlagerung des Muskels unter Erhaltung seiner anatomischen Einheit mit vollständiger Wirkungskraft vorgenommen wird. Für den Erfolg einer solchen Verpflanzung ist es auch wichtig, welche Richtung und Spannung man dem transplantierten Muskel bzw. Muskellappen gibt, und das Resultat ist dann am besten, wenn der transplantierte Muskel eine mittlere Spannung hat, und die Fasern des Muskellappens parallel verlaufen zu denen des Muskels, auf welchen er transplantiert ist. Bezüglich der Technik der Sehnennaht sind mehrere neue Vorschläge gemacht worden, auf deren Einzelheiten wir hier nicht eingehen können. Dreyer empfiehlt zur Verbesserung der funktionellen Resultate nach Sehnennaht möglichst frühzeitige Bewegungen und Vermeidung der langdauernden Fixation in extremer Entspannungsstellung. Dazu muß die Naht besonders angelegt sein, einen hohen Grad von Spannung vertragen, ohne auszureißen und ohne die Sehne zu schnüren, darf daher nicht in der Faserrichtung der Sehne angreifen, sondern muß die Sehne schräg durchsetzen. Gegen die von Dreyer angegebene Methode hebt von Frisch hervor, daß die Langesche Sehnennaht und die von dem Autor angegebene Modifikation derselben größere Sicherheit und größere Schonung für die Sehne bedeutet. Auch von Frisch betont die Notwendigkeit frühzeitig einsetzender Mobilisierung bei primärer vollkommener Entspannung der Sehne nach der Operation. Gegenüber diesem Angriff verteidigt Dreyer seine Technik der Sehnennaht und hält seinen Vorschlag, dem Glied nach der Sehnennaht eine Mittelstellung zu geben, aufrecht. Künstliche Seidensehnen, die er durch den Sehnenschaft hindurchzieht, hat Reyersohn im Sinne von Lange benutzt und keine unangenehmen Störungen bei denselben gesehen. Ebenso haben Bartow und Plummer bei Schlottergelenken künstliche

Bänder aus Seide in die Gelenke eingepflanzt, einmal um Deformitäten zu verhüten und zweitens um durch den Reiz der künstlichen Seidensehnen auf die Synovialmembran eine Gewebsneubildung innerhalb der Gelenke anzuregen. — Die von Bade seinerzeit empfohlene **subkutane Arthrodese** hat die in sie gesetzten Erwartungen nicht erfüllen können. An der Hand von 15 gebolzten Gelenken hat Gaugele nachgewiesen, daß die Stifte nicht imstande sind, dem Gelenk den nötigen Halt zu geben, wenn nicht gleichzeitig versteifende Bandschienen getragen werden. Deshalb empfiehlt Gaugele, gelähmte Kniegelenke wieder durch eine blutige Operation zu versteifen und gelähmte Fußgelenke durch Sehnenverpflanzungen oder Bandschienen zu fixieren. Auch Peltesohn berichtet über ungünstige Erfahrungen mit der subkutanen Arthrodese. In drei Fällen waren die verwendeten Elfenbeinbolzen nach kürzerer oder längerer Zeit gebrochen. Die Gelenkflächen der arthrodesierten Gelenke hatten keinerlei Veränderungen aufgewiesen, welche auf eine Versteifung des Gelenks hinweisen konnten. Ähnliche Erfahrungen wie Gaugele hat Böcker gemacht und im Anschluß daran betont, daß die Bolzung paralytischer Gelenke allein nicht genügt, sondern die Tenodese zu dieser Operation an den Fußgelenken hinzugefügt werden müsse. Der Vollständigkeit wegen wären noch Demonstrationen von von Strümpell und von Guradze an Patienten mit abgelaufener Poliomyelitis zu erwähnen.

Über die **Nervenverpflanzungen** sind eine größere Reihe von experimentellen Studien angestellt worden, von denen die über Nervenverpflanzungen und Nervenanastomosen von Duroux und Maragliano besonders genannt werden müssen. Duroux unterscheidet drei Gruppen von Nervenüberpflanzungen: die autogene, die homogene und die heterogene. Seine Untersuchungen, über deren Technik im Original nachgelesen werden muß, verdienen gewiß Beachtung. Einen ausgezeichneten Erfolg einer Nervenpfropfung bei einem Kinde mit fast vollkommener Lähmung der rechten unteren Extremität berichtet Maragliano. Er hat einen Ast des linken Nervus cruralis in den rechten Nervus cruralis eingepflanzt, mit dem Erfolge, daß das Kind den rechten Unterschenkel gegen den Oberschenkel wieder vollständig kräftig strecken konnte. Auf experimentellem Wege hat Walther gezeigt, daß wir in einem Falle, wo uns auf der gelähmten Seite keine intakten Nerven zur Verfügung stehen, sehr wohl den Versuch unternehmen können, die fehlende Energie von der anderen Körperseite zu beziehen. Weitere interessante Beiträge zur histologischen Orientierung der Nervenleitung bringen v. Mayersbach und Erlacher. Spitzy, der vielleicht die größte Erfahrung auf dem Gebiete der Nervenplastik besitzt, hat über die Ziele der letzteren berichtet. Von 61 vorgenommenen Plastiken gaben 30 % gute, 40 % nicht ganz genügende und 30 % schlechte Resultate. Wenn die Degeneration in den Nerven zu weit vorgeschritten ist, wenn die Fälle zu alt sind, wenn die anatomische Heilung durch Eiterung, durch mangelhafte Adaptierung und Sicherung der verpflanzten Teile oder durch eine Schädigung des bahnenden Nerven ausbleibt, oder wenn trotz anatomischer Heilung keine Leitung bis zu den Endorganen erzielt worden ist, dann werden die Erfolge der Nervenplastik negative sein.

Mit außerordentlichem Eifer hat man sich in den letzten Jahren der Behandlung der **spastischen Lähmungen** zugewendet. Neue Verfahren sind erdacht worden, und ein großer Teil von Patienten, um die man sich früher recht wenig gekümmert hat, wird jetzt mit besonderem Interesse verfolgt. Die Behandlung der **Littleschen Krankheit,** wie sie seit längerer Zeit geübt wird, mit der Durchschneidung der kontrakturierten Muskeln und darauffolgendem Gipsverband in korrigierter oder überkorrigierter Stellung, die Anwendung von Massage und das Tragen von Stützapparaten wird von Scheuermann ausführlich mitgeteilt. Die Gefahren der Überkorrektur spastischer Deformitäten sucht Peltesohn deutlich vor Augen zu führen durch die Demonstration eines Genu recurvatum, das nach Beseitigung einer spastischen Flexionskontraktur mittels Durchschneidung der Beugesehnen in der Kniekehle entstanden ist. Zur Vermeidung derartiger unangenehmer Deformitäten empfiehlt Peltesohn, die Sehnen in der Kniekehle nicht vollkommen zu durchschneiden, sondern ähnlich, wie man dies zur Vermeidung der Hackenfußstellung an der Achillessehne macht, plastisch zu verlängern. In geistvoller Weise hat Stoffel, der sich schon früher eingehend mit der topographischen Anatomie des Nervenquerschnittes befaßt hat, eine Methode ersonnen zur Behandlung der spastischen Kontrakturen. Er ging dabei von folgenden Voraussetzungen aus: Der Muskel ist kein einheitliches Gebilde, sondern die Summe vieler einzelner Muskelkomplexe, von denen jeder von einem Zweig des motorischen Nerven versorgt wird. Die Gesamtenergie des Muskels stellt die Summe der Leistungen der Komplexe dar. Will man diese Gesamtenergie vermindern, wie dies zur Beseitigung von Spasmen nötig sein kann, so muß man die Summe der Leistungen verkleinern, also die Zahl der tätigen Muskelkomplexe reduzieren. Dies erreicht man durch Resektion der motorischen Nervenfasern einiger Komplexe, und zwar führt man die Resektion an verschiedenen Stellen der motorischen Nervenbahn aus: an den Endzweigen des betreffenden Muskelastes, an dem Muskelast selbst oder an den betreffenden großen Extremitätennerven, je nach den anatomischen Verhältnissen. Nach der Operation sind die Muskelbezirke, welche den durchschnittenen Nervenfasern entsprechen, paralytisch, die anderen Muskelkomplexe bleiben nach wie vor spastisch. Ihr Spasmus kann aber nach außen nicht mehr zur Geltung kommen, weil er nicht hinreicht, den Antagonisten zu übertönen. Auf der anderen Seite bieten die erhalten gebliebenen spastischen Muskelbezirke die Garantie dafür, daß der Muskel seiner Funktion nicht beraubt ist. Stoffel will den spastischen Muskel schädigen, aber nur so weit, daß dieser das Muskelgleichgewicht nicht mehr stören kann, seine Funktion bleibt erhalten. Im zweiten Akt der Behandlungsmethode werden die Antagonisten des operierten Muskels durch Massage, Übungen usw. gekräftigt. Mithin baut sich der ganze Behandlungsplan auf auf der Schädigung des spastisch-kontrakturierten Muskels durch die Operation und der Kräftigung des Antagonisten durch die Nachbehandlung. Unbedingt erforderlich ist die exakte Dosierung bei der partiellen Resektion der motorischen Nervenbahnen, sie ist bei subtiler Technik sehr gut zu erreichen, wenn man die Größe der Kontraktur und die anatomischen und physiologischen Verhältnisse des spastischen Muskels und seiner Synergisten und Antagonisten wohl erwägt. Die von Stoffel mitgeteilten Resultate in 9 Fällen waren gut und immer schon wenige Stunden nach der Operation erkennbar. Als besondere Vorzüge der Methode seien der geringe Eingriff und der rasche Erfolg erwähnt.

Auf den großen Vorteil der Stoffelschen Methode weist Vulpius hin. Er bemerkt, daß die Augenblicklichkeit der Erfolge oft fast komisch wirkt. Ein Kind mit schweren Kontrakturen der Beine vermag ein paar Stunden nach der Operation bereits die ersten Schritte zu machen. Soweit reichen die Mitteilungen über diese neue Behandlungsmethode. Das nächste Jahrbuch wird wohl eine größere Reihe von Erfahrungen anderer Autoren über die Stoffelsche Methode mitteilen können. — Die **Förstersche Operation** hat sich in kurzer Zeit viel Freunde erworben und wird, wie die Mitteilungen beweisen, gern und häufig ausgeführt. Nach Förster stimmen die meisten Autoren darin überein, daß die unmittelbare Folge der Operation eine Herabminderung bzw. Beseitigung der spastischen Lähmungen bei der Littleschen Krankheit darstellt. Die willkürlichen Bewegungen der Beine und Arme werden deutlich besser. Aber damit ist nur die Grundlage gegeben für die weitere Therapie. In langer und konsequent durchgeführter Nachbehandlung ist erst ein brauchbares Resultat zu erreichen, d. h. auch in denjenigen Fällen der spastischen Diplegie, welche mit Durchschneidung der hinteren Rückenmarkswurzeln operiert worden sind, ist eine sorgfältige orthopädische Nachbehandlung ein unbedingtes Erfordernis. Nach Groves sind Spasmen, die mit Läsionen der Pyramidenstränge einhergehen, das beste Feld für die Förstersche Operation. Die Spasmen werden völlig gebessert, und sind die Pyramidenbahnen nicht vollkommen zerstört, so kommt es auch zu einer wesentlichen Besserung in der Motilität. Die Operation ist gewöhnlich ohne große Blutung bei vorheriger Anwendung von Adrenalin auszuführen, ohne daß bei Durchtrennung der hinteren Wurzeln ein besonderer Chok zu fürchten wäre. Eine größere Anzahl von Mitteilungen über recht günstige Erfolge der Försterschen Operation liegen auch in diesem Jahre vor. Wilms, Kotzenberg, Exner, Goldenberg und Frangenheim berichten über solche Erfahrungen. Die Indikation zur Försterschen Operation will Codivilla auf jene Fälle beschränken, in welchen die Bewegung durch einen starken auf die verschiedenen Muskelgruppen der Extremitäten verallgemeinerten Spasmus besonders behindert wird. Für die Operation empfiehlt er ein besonderes Bett, welches gestattet, an der in Kyphose befindlichen Wirbelsäule zu operieren, und durch die größtmögliche Hochlagerung des Operationsfeldes einen stärkeren Verlust von Zerebrospinalflüssigkeit und somit die Gefahren des Choks vermeidet. Nur in ganz schweren bettlägerigen Fällen mit starken Spasmen will Schultheß die

Förstersche Operation angewendet wissen. Er empfiehlt, bevor man sich ein Urteil über den Wert der Försterschen Operation überhaupt bildet, zunächst den Erfolg unserer bisherigen Behandlungsmethoden einmal eingehend zu prüfen. Er weist daraufhin, daß Spasmen oftmals spontan mit dem Eintritt in die Adoleszenz heilen, und daß die Förstersche Operation die Kontrakturen doch nicht beseitigt. Die späteren Folgen der Wurzelresektion sind noch nicht genügend bekannt, und man kann einstweilen noch nicht berechnen, wie viele Wirbelbogen man entfernen darf, ohne die Wirbelsäule in ihrer Funktion schwer zu schädigen. Auch Allison erhebt gegen die Förstersche Operation insofern Bedenken, als nur die Resektion zahlreicher Wurzeln Erfolg versprechend sein kann. Die ausgedehnte sensible Lähmung, die dadurch entsteht, verhindert aber gerade die koordinierten Bewegungen, da diese in völlig anästhetischen Bezirken unmöglich zustande kommen können. Allison selbst hat in einer Reihe von Fällen durch Injektionen von 60—80proz. Alkohol in die peripheren Nerven einen sofortigen Schwund der Spasmen und allmähliche Wiederkehr geordneter Bewegungen erreicht. Die Einspritzung erfolgte in die Nervenscheide und bewirkte niemals eine komplette Lähmung.

Die **Unfälle und Komplikationen bei orthopädischen Operationen** werden dankenswerterweise immer wieder vor Augen geführt. Wierzejewski betont die Bedeutung der Chloroformnarkose für das Zustandekommen derartiger Unfälle, hauptsächlich von Fettembolien. Unterstützt wird er dabei von Spitzy, welcher als lebhafter Gegner der Chloroformnarkose bei Kindern auftritt. Gaugele hat bei zwei 7 und 9 Jahre alten Kindern nach unblutiger Einrenkung der Hüfte am zweiten bzw. vierten bis fünften Tage nach der Operation epileptiforme Krampfanfälle beobachtet, die ununterbrochen 1—2 Tage anhielten. Beide Fälle sind genesen. Die Ansicht von Schanz, daß es sich um eine Fettembolie der Gehirngefäße handelt, lehnt Gaugele ab, da bei der Fettembolie keine Krämpfe vorkommen und der Lufthunger das Krankheitsbild beherrscht. Auch die Überspannung der die Extremitätenwurzeln umgebenden Weichteile, wie das Codivilla meint, hält er nicht für sehr wahrscheinlich. Er glaubt, daß der psychische Chok als auslösendes Moment für diese Krämpfe anzusehen ist, und empfiehlt bei echter Fettembolie Kochsalzinfusionen nach Schanz, bei Krämpfen wie Codivilla die Entfernung der Gipsverbände. Im übrigen rät er, nach derartigen Eingriffen jede Aufregung von den Kindern fernzuhalten. Fritzsche hat experimentelle Untersuchungen zur Frage der Fettembolie angestellt und gezeigt, daß das Fett bei blutigen Knochenverletzungen in die Knochenvene aufgenommen wird, und daß es auf diesem Wege zur Fettembolie kommt. Bei bloßen Erschütterungen des Knochensystems ist es jedoch, vornehmlich in reinen Fällen, sogar ausschließlich der Lymphweg, welcher den Transport von Fett aus dem Knochenmark in den Kreislauf vermittelt. Eine Drainage des Ductus thoracicus könnte prophylaktisch in solchen Fällen etwas leisten, wenn dieselbe kurz nach dem Auftreten deutlicher Symptome von Fettembolie ausgeführt wird. Die Gefahren des Eingriffs und seiner Folgen sind gering, doch ist sein Wirkungskreis relativ eng, weil es nicht leicht ist, eine beginnende Fettembolie zu diagnostizieren, und weil die reinen Fälle von auf dem Lymphwege entstandener Fettembolie relative Seltenheiten sind.

Was die **Verbandtechnik** und ihre Mittel anbelangt, so sind nur wenige Modifikationen in diesem Jahre neu hinzugekommen. So empfiehlt Hasselmann ein neues Gipshebelmesser zum schnellen und schonenden Öffnen von Gipsverbänden, Fischer und Boettger beschreiben ganz einfache Vorrichtungen, um Fenster in einen Gipsverband zu schneiden, Danis schildert den Wert dünner Metallnetze für die Anlegung von Kontentivverbänden. Eine Reihe von Bestandteilen von Hessing-Apparaten, welche rasch zusammengestellt und auf Lederhülsen aufmontiert werden können und so den Gebrauch von Hessing-Apparaten für die Kassenpraxis beträchtlich billiger gestalten sollen, werden von Caro demonstriert. Die Bedeutung der Verwertung des Körpergewichtes für die Korrektur von Belastungsdeformitäten, hauptsächlich mit Zuhilfenahme seines Winkelhebels entwickelt Semeleder. Einen Sehnenraffer, ein Instrument zur schnellen und sicheren Sehnenverkürzung sowie zur Naht durchtrennter Sehnen hat Becker angegeben.

Die **mediko-mechanischen Apparate**, ihre Bedeutung und Verwendung haben eine eingehende Besprechung und verdiente Würdigung gefunden in der Festschrift, welche Riedinger zum 75. Geburtstage von Gustav Zander im Archiv für Orthopädie herausgegeben hat. Die einzelnen in dieser Festschrift enthaltenen und von maßgebender Seite gemachten Mitteilungen lassen sich hier nicht mit der gebührenden Ausführlichkeit besprechen. Es sei nur hingewiesen auf die Arbeiten von Riedinger, Hasebroek, Levertin, Lilienfeld und Berger. Gelenkbewegungsapparate und Extensionsapparate werden dann noch von Jacobsohn, Flebbe, Hermann und Taendler beschrieben. Die Messung aller Funktionen eines Gelenks in Graden und deren graphische Darstellung, genannt Perimetrie, wird von Fritzsche eingehend besprochen. Fritzsche hat einen Apparat konstruiert, welcher alle praktisch wichtigen Bewegungen an den einzelnen Gelenken mit Ausnahme der der Finger zu messen gestattet.

Spezieller Teil.

Zahlreiche Mitteilungen, besonders über **angeborene Verbildungen** im Bereiche **der oberen Extremität,** haben die Kasuistik dieses Kapitels besonders stark vermehrt. Einen recht interessanten Beitrag zur Entwicklungsgeschichte der kongenitalen Mißbildungen der menschlichen Hand auf Grund eingehenden Studiums der Muskelverhältnisse liefert Gräfenberg. An der Hand seiner Befunde glaubt er annehmen zu müssen, daß wenigstens für einen Teil der kongenitalen Mißbildungen endogene Ursachen vorliegen. Über Fälle mit doppelseitiger Verschmelzung des vierten und fünften Metakarpalknochens bei zwei Brüdern macht Ebstein Mitteilung. Er empfiehlt bei dieser Gelegenheit eine Änderung der Nomenklatur der Finger- und Handdeformitäten und will in Zukunft Verkleinerungen der Hand im allgemeinen als Brachycheirie, des Fußes als Brachypodie, Kleinheit der Metakarpen bzw. Metatarsen als Brachymetakarpie bzw. als Brachymetatarsie, Kürze der Phalangen als Brachydaktylie bzw. Brachyphalangie bezeichnet wissen. Weitere Beiträge zur Kasuistik der Brachydaktylie bringen Klaußner sowie Mosenthal in einer Reihe von eigenen Beobachtungen. Über eine seltene Kombination von Brachydaktylie und Ektrodaktylie mit Perodaktylie berichtet Algyogyi. Einen Fall von Syndaktylie aller 5 Finger und aller Zehen mit Ausnahme der kleinen Zehen teilt Miyata mit. Angeborene Verwachsungen der Endphalangen mit den Mittelphalangen an allen Fingern außer am Daumen konnte Baumann bei einem psychisch belasteten Patienten demonstrieren. Die gleiche Deformität zeigte der Vater sowie 9 von 12 Geschwistern des Patienten. Bei einem 25jährigen Mann, den Scheffer vorstellte, fehlten sämtliche Finger einer Hand. Bei einem 27jährigen Korbmacher waren an allen Extremitäten nur je ein Finger, bzw. eine Zehe vorhanden. Die angeborene Spalthand wird von Moreau bei einem 25jährigen Mann demonstriert. Trotzdem nur der Daumen und der fünfte Finger samt den zugehörigen Mittelhandknochen vorhanden waren, wies die Hand eine überraschend gute funktionelle Brauchbarkeit auf. Ein weiterer Fall von Spalthand wird von John Bell beschrieben. Über Polydaktylien berichten Veit und Riche. Beide haben bis 8 Zehen und Mittelfußknochen bei Patienten beobachten können. Eine größere Anzahl von zum Teil recht seltenen Verbildungen im Bereiche der oberen Extremität hat Paul Glaessner demonstriert und beschrieben, u. a. mehrere Syn- und Polydaktylien mit auffallenden Veränderungen im Bereiche der Handwurzelknochen. Auch Traugott und Beresnegowski machen Mitteilungen über angeborene Mißbildungen. — Das Krankheitsbild des **schnellenden Fingers** findet eine eingehende Bearbeitung durch Poulsen. Der schnellende Finger rührt nach ihm am häufigsten her von Veränderungen im vaginotendinösen Apparat, von Tumoren auf der Sehne oder Verengerungen in der Sehnenscheide, hier und da auch von Veränderungen an beiden Stellen. Seltener handelt es sich um Gelenkstörungen in dem Gelenk, welches das Symptom zeigt. Solche kleine Tumoren können traumatisch entstehen durch Lösen der Sehnenbündel oder durch Druck der Sehne gegen eine vorspringende Partie der Sehnenscheide. Sehr oft ist der Vorsprung eine kongenitale oder erworbene Verengerung, hier und da auch durch Druck von außen oder bei der Arbeit erzeugt. Bei leichten Fällen lassen sich die Beschwerden durch Ruhigstellung des Fingers, Aussetzen der schädigenden Beschäftigungen, Bäder, Umschläge, Massage oft günstig beeinflussen. In schwereren Fällen muß die Sehnenscheide gespalten, die kleinen Tumoren entfernt werden, eventuell ist sogar ein Stück der Sehne zu resezieren. Einen solchen kleinen Tumor, ein linsengroßes, an jedem Finger in der Höhe der Digitopalmarfalte sitzendes Knötchen, in den Beugesehnen konnte Hanns bei einer 50jährigen Frau, bei welcher sämtliche Finger schnellten, nachweisen. — Die **Dupuytrensche Fingerkontraktur** hat Onorato mit Thiosinamin und Fibrolysin behandelt und gefunden, daß diese Behandlung bei den Patienten keine unangenehmen Nebenerscheinungen hervorruft, daß die Wirkung auf das pathologische Gewebe besser ist, wenn die Injektion nicht am Orte der Erkrankung selbst ausgeführt wird, und daß diese Wirkung prompter und sicherer in den Anfangsstadien auftritt als bei weiter fortgeschrittener Entwicklung der Erkrankung. In zwei schweren Fällen von Dupuytrenscher Fingerkontraktur hat Roepke mit den Lexerschen Schnitten (Einschnitt vom Handgelenk zum Grundglied des vierten Fingers, der andere senkrecht dazu in der Querfalte der Hohlhand) die ganze Palmaraponeurose entfernt und die erkrankte mitentfernte Haut durch freitransplantierte Cutislappen vom Vorderarm ersetzt. — Einen Beitrag zur Behandlung schwerer **Hand- und Fingerkontrakturen** nach Sehnenscheidenentzündung bringt Mühsam. Er hat an beiden Vorderarmknochen eine Kontinuitätsresektion ausgeführt mit dem Erfolge, daß 1¼ Jahr später alle feinen Arbeiten mit der Hand verrichtet werden konnten. Über eine funktionelle Kontraktur der Hand nach Verletzung berichtet Keller, über eine hysterische Handgelenkskontraktur Zendig.

Die Madelungsche Handgelenksdeformität hat eine besonders sorgfältige Bearbeitung erfahren. So ist Springer in bezug auf die Entstehung der genannten Deformität zu folgenden Schlüssen gekommen: Die äußere Form des Handgelenks, wie sie der Madelungschen Deformität entspricht, ist ihr nicht spezifisch, sie kann auf mehrere Arten entstehen. Es empfiehlt sich, für die Deformität als solche eine Bezeichnung einzuführen, und hierfür wird das Wort „Gabelhand“ in Vorschlag gebracht. Die Madelungsche Deformität umfaßt gegenwärtig als klinisches Krankheitsbild eine Gruppe der Fälle von Gabelhand, die spontan oder im Anschluß an Überanstrengungen sich entwickeln. Zugrunde liegt in diesen Fällen eine Verbiegung des Radius in seiner ganzen Länge, am stärksten im peripheren Drittel. Sie setzt sich zusammen aus einer Torsion um die Längsachse und einer Krümmung in zwei Ebenen mit volarer und ulnarer Konkavität. Letztere hat die Neigung der peripheren Gelenkfläche gegen die Ulna zur Folge. Torsion und Verkrümmungen sind Veränderungen im Sinne der Pronation, pronierende Bewegungen ihre Ursache. Zu ihrem Zustandekommen ist ein Mißverhältnis zwischen Festigkeit des Radiusknochens und seiner Belastung bei der Pronation anzunehmen. Eine isolierte Erkrankung des Radius ist nicht nachweisbar. Es dürfte sich um eine solche des gesamten Skelettsystems handeln. Über der Spätrachitis dürfen vorübergehende Herabsetzungen der Festigkeit am wachsenden Knochen und die Grazilität desselben bei Tuberkulose nicht vergessen werden. Nach Brandes dürfen wir als Madelungsche Deformität nur spontan entstandene Deformitäten bezeichnen, rein traumatische oder arthritische Zustände bleiben besser davon ausgeschlossen. Eine Ausschließung der auf Grund von Rachitis entstandenen Fälle ist kaum möglich. In einer Reihe von kindlichen Fällen, bei denen äußere Einflüsse ausgeschlossen sind, Rachitis und andere Knochenerkrankungen nicht vorliegen, muß auf Entwicklungsstörungen zurückgegriffen werden. Das Röntgenbild muß in solchen Fällen aber typische Befunde an der Radiusgelenkfläche erkennen lassen. Selbst dem engbegrenzten Bild der spontan entstandenen Madelungschen Deformität müssen verschiedene Ätiologien zugrunde liegen; denn neben der Entwicklungsstörung bei kindlichen, vielleicht auch noch jugendlichen Fällen ist ein professionelles Entstehen selbst bei Erwachsenen möglich. Nach Ramos, der zwei Fälle wirklicher Madelungscher Handgelenksmißbildungen mitteilt, kommt die Krümmung des Radius nach der Ulnarseite und der Palmarfläche hin dadurch zustande, daß die Beuger ein Übergewicht über die Strecker und den Pronator quadratus ausüben. Über weitere Fälle dieser Deformität berichten dann noch Codet-Boise und Anzilotti. — Im Anschluß an einen Fall von Versteifung des Handgelenks, bei welchem sich als Ersatz ein neues Gelenk zwischen den beiden Reihen der Handwurzelknochen mit auffallend guter Beweglichkeit ausgebildet hatte, betont Stock, daß die Handgelenksresektion bei Ankylose, wenn sie überhaupt in Betracht zu ziehen ist, erst in Frage kommen kann, wenn der Versuch, das Zwischenwurzelgelenk der Hand zu mobilisieren, nicht gelungen ist.

Eine Reihe von Fällen mit **angeborenem Radiusdefekt, Ulnadefekt,** Fehlen mehrerer Finger, Syndaktylien usw. werden von Tubby, Cramer, Hoffmann und Paul Glaessner beschrieben. Tubby hat eine doppelseitige Klumphand mit Radiusdefekt so operiert, daß er die Ulna in den unteren zwei Dritteln vertikal spaltet, das äußere Stück nach außen zieht und das untere Ende mit Seide an dem äußeren Teile des Carpus vernäht. Dadurch wird das Handgelenk und die Hand fester und der Grad von Flexion und Extension vermehrt. Weitere Fälle von angeborenen Gelenkmißbildungen und Supinationsstörungen im Radio-Ulnargelenk werden von Preiser, Brückner und Grünfeld beschrieben. Auffallend groß ist die Zahl der Fälle von **radio-ulnarer Synostose,** welche in dem letzten Jahre publiziert worden sind. Kienböck, Kreglinger, Polnow und Levy-Dorn sowie

Dietz und Ottendorf haben derartige Fälle mitgeteilt. Über einen Fall von sonderbarer angeborener Mißbildung der oberen Extremität bei einem 44jährigen Mann berichtet Krokiewicz. Der rechte Vorderarm bestand nur aus einem 7 cm langen, im Ellbogengelenk leicht beweglichen Stumpf, an dessen Ende ein kleines krallenartiges Gebilde und vier warzenähnliche Hautauswüchse saßen. Das Röntgenbild zeigt, daß von dem Radius und der Ulna nur die proximalen Enden entwickelt sind, und daß das Gelenk zwischen diesen beiden Knochen vollkommen fehlt. Über eine Wachstumshemmung an den Vorderarmknochen, bedingt durch eine mit multiplen kartilaginären Exostosen einhergehende Dysplasie des Skeletts, macht Kienböck Mitteilung, während Krüger eine Spornbildung am Olecranon beschreibt, die mancherlei Ähnlichkeit mit dem Calcaneussporn bietet. Über einen Fall von angeborener Ankylose beider Ellbogengelenke, mit anderweitigen Deformitäten vergesellschaftet, berichtet Ottendorf. Erworbene Ellbogengelenksankylosen nach Trauma und nach Tuberkulose werden von Thom und Chaput beschrieben. In beiden Fällen gelang es durch eine orthopädische Resektion, in dem ersten Fall mit Interposition eines freitransplantierten Faszienstückes, im zweiten Fall eines freitransplantierten Fettlappens, Heilung mit gutem Erfolg zu erzielen.

Übergehend zu den **orthopädischen Erkrankungen der Schultergegend** wäre zunächst ein Fall von Reichmann mit vollkommenem Defekt beider Claviculae sowie ein solcher von Preiser mit willkürlicher Luxation der linken Clavicula zu erwähnen. Von den Arbeiten, die sich mit der Behandlung von **Schulterlähmungen** befassen, ist zunächst eine Mitteilung von Henschen über eine Pectoralisplastik nach Katzenstein bei Serratuslähmung zu nennen. Der Serratus wurde durch die sternokostale Portion des Pectoralis major ersetzt, die Sehne des letzteren am Humerus abgetrennt, durch eine trepanierte Öffnung im Schulterblatt hindurchgezogen und hier festgenäht. Nach vier Wochen konnte der Arm normal seitlich und nach vorne bis zur Vertikalen erhoben werden. Ferner wurde zur Beseitigung des flügelförmigen Abstehens des Schulterblattes der Trapezius vom zweiten bis zum zehnten Brustwirbel abgelöst und seitlich an die Rippen und den Latissimus dorsi angenäht. Die Operation ergab einen vollkommenen funktionellen Erfolg. In einer Reihe von Fällen von Schulterlähmung hat Bradford die periostale Fixierung eines Trapeziusteiles an der Oberarminsertion des Deltoideus vorgenommen. Auch Häcker demonstriert einen Patienten, bei dem er zum Ersatz des gelähmten Deltoideus eine Überpflanzung des Musculus pectoralis mit gutem Erfolge ausgeführt hat. Der gute Erfolg war aber nicht, wie Eduard Müller hervorhob, der Operation zuzuschreiben, sondern dem Umstande, daß sich Muskel und Nerv noch im Stadium der Regeneration befanden und nun wieder funktionstüchtig geworden sind. Bircher, welcher schon früher die Deformität des Humerus varus, eine Abwärtsbiegung des Humeruskopfes im Bereiche des Collum anatomicum beschrieben hat, welche er auf statische Mißverhältnisse zurückführt, macht Mitteilung von einem Fall von Humerus varus cretinosus, bei welchem wohl die abnorme Weichheit der Knochen, der Muskelzug des Deltoideus, der beim Kriechen sehr beansprucht wird, und wohl noch andere Momente mitspielen. Von weiteren das Schultergelenk betreffenden Arbeiten sind zu nennen eine von Warren-Sever über die Tuberkulose des Schultergelenkes bei Kindern, eine von Ewald über die Arthritis deformans im Schultergelenk und eine von Baum über die tabische Arthropathie der Schulter.

Der **kongenitale Schiefhals** ist wieder Gegenstand mehrerer eingehender Untersuchungen geworden. So hat Clara Zimmermann klinische Untersuchungen über intrauterine Belastungsdeformitäten am Kopf von Schädellagenkindern angestellt und hat gefunden, daß auch bei Schädellage eine wenn auch im Vergleich zur Steißlage geringere Disposition für die Entstehung von Belastungsdeformitäten am Kopf vorhanden ist. Ferner hat sie bewiesen, daß die von Voelcker aufgestellte Hypothese, es handle sich beim Caput obstipum sowie bei Schädeldeformitäten um eine intrauterine Belastungsdeformität, vollkommen richtig ist. Die von Convelaire an neugeborenen Kindern mit Schiefhals vorgenommenen Untersuchungen haben ergeben, daß es trotz des zeitweilig vorhandenen Hämatoms im Kopfnicker nicht bewiesen ist, daß Geburtstraumen einen dauernden Schiefhals herbeiführen können, besonders dann nicht, wenn der Kopfnicker kongenital gesund ist. Kongenitale Veränderungen im Sternocleidomastoideus sind keineswegs Ausnahmen. Ohne Zweifel können zu solchen kongenitalen Veränderungen Blutinfiltrationen hinzutreten. Er glaubt daher annehmen zu müssen, daß nicht die

Blutung die Ursache für die Schrumpfung des Muskels ist, sondern daß die Blutung in einen bereits kranken Muskel stattfindet, daß also die Ursache des Torticollis in einer angeborenen Degeneration des Muskels selbst zu suchen ist. Zu ähnlichen Befunden ist Durante bei der Untersuchung von vier Neugeborenen gekommen, welche teils einseitig, teils doppelseitig Blutaustritte im Sternocleidomastoideus erkennen ließen. Er konnte nachweisen, daß es sich um eine Myositis arteriellen Ursprunges mit eigenartiger Lokalisation in der nächsten Nähe der kleinen Gefäße handle. Das histologische Bild ließ an eine Lues denken. Von den weiteren Mitteilungen, die sich mit dem Schiefhals und seiner Behandlung befassen, wären zu nennen: zunächst eine Abhandlung von Paul Glaessner, welcher an der Hand einer Reihe von Fällen die operative Behandlung des angeborenen Caput obstipum und die Resultate derselben bespricht, ferner kasuistische Berichte von Georg Müller über ein Caput obstipum bei angeborenem einseitigen Defekt des Sternocleidomastoideus, von Johnsohn über einen Schiefhals nach Kinderlähmung, der nach Operation mit nachfolgender elektrischer Behandlung eine bedeutende Besserung erkennen ließ, und schließlich von Ehringhaus über einen Fall von ossärem angeborenen Schiefhals mit mannigfachen anderen Anomalien. Für die Nachbehandlung der genannten Deformität hält Roth nach Durchschneidung des verkürzten Muskels alle weiteren Fixationsapparate für den Kopf für überflüssig. In den ersten Tagen wird der Kopf zwischen Sandsäcken fixiert, am 5. bis 6. Tage wird schon mit aktiven Bewegungen begonnen. Diese Übungen sollen zu Hause täglich zweimal 5 Minuten wenigstens durch ein halbes Jahr hindurch gemacht werden. An dieser Stelle wäre noch ein Vortrag von Mann und Göbel zu erwähnen über einen operativ behandelten Fall von Halsmuskelkrampf. Nachdem die Dehnung des Nervus accessorius ohne Erfolg geblieben war, wurden der Trapezius, Splenius und Semispinalis durchschnitten. Der Erfolg war ein teilweise guter.

Eine große Reihe von Arbeiten über Wirbelsäule und Rippen zeugen von fleißigen Beobachtungen an zahlreichen Fällen und von dem Wunsche, durch Vermehrung der Kasuistik genügendes Material zu weiterer Forschung zu schaffen. Die Pathologie der **Halsrippen** hat in diesem Jahre ziemlich viel Aufmerksamkeit gefunden. So beschreiben Flatau und Sawitzki die anatomische

Form der Halsrippe, ihre verschiedene Lage und Entwicklung sowie die verschiedene Intensität des Hauptsymptoms, der Schmerzen. Das Auftreten der letzteren ist weniger abhängig von der Länge der Halsrippe als von ihrer Richtung im Verhältnis zum Plexus. Die Halsrippe ist höchstwahrscheinlich angeboren, doch treten die klinischen Symptome meist erst in späterem Alter oder wenigstens um die 20er Jahre herum auf. Nicht immer kommt es infolge von Halsrippen zu Beschwerden. Sensibilitätsstörungen, Schmerzen im Bereiche des Armplexus, vasomotorische Störungen an der ganzen Extremität, eine Knochengeschwulst in der Schlüsselbeingrube, Schwäche der Muskulatur sowie trophische Störungen an der Haut der oberen Extremität werden in den meisten Fällen die Diagnose erleichtern. Die Sicherheit schafft dann ein Röntgenbild. In bezug auf die Therapie sind drei Gruppen zu unterscheiden: Bei völliger Symptomlosigkeit der Halsrippe ist ein Eingriff überflüssig; sind die Erscheinungen wenig ausgeprägt, so wird man mit einem Eingriff leichter Heilung erzielen als mit palliativen Maßnahmen, bestehen aber heftige Druckerscheinungen von seiten der Nerven und Muskeln, dann ist die Operation unbedingt erforderlich. Dieselbe besteht in der Ausschälung der Rippe mitsamt dem Periost unter völliger Schonung des Plexus. Es darf nicht vergessen werden, daß auch Fälle bekannt sind, wo nach der Operation Besserungen nicht zu konstatieren waren. Über die anatomische und klinische Bedeutung der Halsrippe verdanken wir Offerhous ausführliche Mitteilungen. Er fasst die Halsrippe als eine atavistische Bildung auf, deren Beschwerden durch Druck auf den Plexus, speziell auf die achte und neunte Zervikalwurzel entstehen. Die Störungen machen sich geltend ungefähr vom 14. Lebensjahre ab; meist sind sie hervorgerufen durch ein Trauma oder durch dauernde kleine Traumen. Differentialdiagnostisch kommen in Betracht Syringomyelie, Poliomyelitis acuta anterior, periphere Neuritis und progressive Muskelatrophie. Die Operation soll nur dann vorgenommen werden, wenn die Beschwerden so groß sind, daß sie eine dauernde Störung in dem Wohlbefinden des Patienten verursachen, und alle bisher angewandten Mittel vergebens waren. Die Exstirpation der Halsrippe kann alle Beschwerden, speziell die Schmerzen, erheblich bessern bzw. völlig beseitigen. Weitere kasuistische Mitteilungen über Halsrippen enthalten die Arbeiten von Miyauchi, Francine,

Serafini, Froelich, Beck u. a. Froelich weist dann noch auf Schmerzen an der seitlichen Halspartie und im Arm bei Kindern im Wachstumsalter hin, bei welchen eine Volumvergrößerung der Prozessus transversi bei gleichzeitigem Vorhandensein von Halsrippen zu erkennen war. Er nimmt an, daß es sich um einen entzündlichen Prozeß an den Querfortsätzen handelt, der auch unabhängig von jeder Mißbildung auftreten könne, und den er als Apophysitis cervicalis lateralis bezeichnen möchte.

Der **kongenitale Schulterblatthochstand** (Sprengel'sche Deformität) ist von einer größeren Reihe von Autoren in diesem Jahre beobachtet und beschrieben worden. Als die wichtigste Ätiologie dieser Deformität bezeichnet Fairbank eine fehlerhafte Gliederung im Mesoblast, Verschmelzung oder Fehlen von Rippen, das Vorhandensein halber oder ganzer Wirbelkörper, abnormer Knochenbrücken zwischen Schulterblatt und Wirbelsäule. Mitchell macht hingegen eine beengte Lage des einen Arms im Uterus infolge von Fruchtwassermangel für die Entstehung des angeborenen Schulterblatthochstandes verantwortlich. Ein Geburtstrauma kommt nach Greig ätiologisch nicht in Betracht. Das gleichzeitige Auftreten von Schulterblatthochstand und Rippendefekten hält Greig für selten und leugnet einen ursächlichen Zusammenhang beider. Eine zentrale Mißbildung nach Art der Syringomyelie oder entzündliche degenerative Prozesse im Rückenmark während des Fötallebens nimmt Reich als die Ursache des Hochstandes des im Wachstum zurückgebliebenen Schulterblattes an. In seinem Falle hat er neben dem Schulterblatthochstand eine Hemiaplasie der oberen Körperhälfte mit teilweisem und völligem Defekt einiger Muskeln des Rückens und der Brust sowie einiger Handmuskeln beobachtet. Bibergeil spricht sich bei der Mitteilung seines Falles von doppelseitigem angeborenen Schulterblatthochstand für die Slomannsche Theorie aus, welche eine Entwicklungshemmung für das mangelhafte Herabsteigen der Schulterblätter verantwortlich macht. Weitere Mitteilungen über die in Rede stehende Deformität und besonders über die bei Operationen erhobenen Befunde, wie Rippenanomalien, Exostosen, Knochenspangen zwischen Wirbelsäule und Scapula, bringen die Arbeiten von Lewis Jones, Kennard, Rutgers, Hadda und Cohn. Eine häufige Anomalie des Schulterblattes, die **Scapula scaphoidea,** wird von Graves beschrieben. Der hauptsächlichste

Unterschied des Typus der Scapula scaphoidea von der normalen Form besteht darin, daß der vertebrale Rand unterhalb der Spina scapulae mehr oder weniger konkav ist. Die Deformität vererbt sich und hat nach Ansicht der Verfasser die Syphilis zur Ursache. Neben dieser können noch andere Momente in Betracht kommen, welche die Keimanlagen, die Ernährungsverhältnisse oder die Entwicklung des wachsenden Embryos beeinträchtigen. Die Ursache und die Bedeutung des **Scapularkrachens** haben Miramond de Laroquette und Habermann an zahlreichen Fällen eingehend studiert. Das Scapularkrachen kann hervorgerufen werden durch zwischengelagerte Schleimbeutelhygrome, durch Schwund bzw. Usur der zwischengelagerten Weichteile und Muskeln und schließlich durch abnorme Vorsprünge an den Rippen und der Scapula. Ferner kommen in Betracht Schwund des Fett- und Muskelgewebes bei starker Abmagerung, Veränderungen der Rippen und des Schulterblattes durch Frakturen, tuberkulöse und luetische Erkrankungen der Rippen und schließlich kartilaginäre Exostosen. Bei der Schmerzlosigkeit der Erscheinungen ist eine Behandlung meist überflüssig. Bestehen jedoch Beschwerden, so können diese mittels Ruhigstellung der Schulterblätter durch eine Bandage, eventuell durch operative Zwischenlagerung eines Muskels zwischen Thorax und Scapula beseitigt werden. Auch die Injektion von sterilem Öl an dieser Stelle wäre vielleicht zu versuchen.

Eine **Defektbildung an der Halswirbelsäule** bei einem 34 jährigen Arbeiter, dessen Hals anscheinend völlig fehlte, demonstriert Walko. Der Patient hatte in seiner Hals-, Brust- und Lendenwirbelsäule zusammen nur 18 Wirbel; die Rudimente der Halswirbelsäule waren zu einer schmalen Zone zusammengedrängt und knöchern miteinander verschmolzen.

Die **kongenitale Trichterbrust** fand Beachtung in den Arbeiten von Groedel und Meyer. Groedel hat das Verhalten des Herzens bei dieser Deformität geprüft. Er hat bei geringgradigen Fällen niemals einen Einfluß auf das Herz feststellen können. In hochgradigen Fällen mit faustgroßer Einziehung der Brust bestanden Anfälle von starkem Herzklopfen und Schwindel. Zur Beseitigung der großen Atemnot bei einem 16 jährigen Arbeiter mit angeborener Trichterbrust hat Meyer die Operation nach Freund vorgenommen und ein $2\frac{1}{2}$ cm langes Stück des zweiten und dritten Rippenknorpels reseziert. Der Erfolg der Operation war ein sehr befriedigender.

Auch das **Pectus carinatum** hat praktisches Interesse gefunden und eine Reihe von Autoren veranlaßt, neue Vorrichtungen zur mechanischen Behandlung dieser Deformität zu ersinnen. Wir nennen die Arbeiten von Koellicker, Wollenberg und Chrysospathes und verweisen bezüglich der angegebenen Apparate auf die Originalien.

Der **angeborene Pectoralisdefekt** findet eine Darstellung in den Arbeiten von Gundlach, Boyd, Fitzwilliams, Rohardt und Pürckhauer. Nach Gundlach kommt der angeborene Pectoralisdefekt nicht so selten vor, als man früher angenommen hat. Fast immer handelt es sich um einen Defekt der Sternokostalportion mit oder ohne Beteiligung der benachbarten Muskelportionen. Der Defekt ist fast ausnahmslos einseitig, hereditäre Momente scheinen keine Rolle zu spielen, das männliche Geschlecht ist bedeutend häufiger betroffen als das weibliche. Im Bereiche des Defektes fehlt die elektrische Erregbarkeit, während die übrigen Muskelportionen normal reagieren. Die Sensibilität ist ungestört. Der Defekt als solcher verursacht keine Beeinträchtigung der Funktion, letztere ist nur durch die Begleiterscheinungen gestört. Als solche kommen in Betracht: Störungen am Integument, Flughautbildung, Rippendefekt, Anomalien des Sternum und der Clavicula, Verkürzung und Atrophie des Armes und der Hand. Der Defekt und seine Begleiterscheinungen sind als eine Mißbildung aufzufassen, welche in der zweiten Hälfte des zweiten Embryonalmonats durch Druck des an die vordere Brustwand gepreßten kindlichen Schädels und Armes zustande kommt. Diese Druckwirkung ist die Folge einer Raumbeengung in der Amnionhöhle.

Die **kongenitale Skoliose** hat wieder viel Interesse gefunden. Die Arbeiten von Siebert, Schepelmann, Putti, Kayser und Roederer bringen kasuistische Mitteilungen zu diesem Kapitel, ausführliche Literaturverzeichnisse und anschauliche Röntgenbilder. Über die Befunde bei den einzelnen Fällen zu berichten, scheint mir nicht von großem Wert. Außerordentlich mühevolle und sorgfältige Untersuchungen hat Virchow an drei nach Form zusammengesetzten skoliotischen Rümpfen angestellt. Die Arbeit, die für den Pathologen, Chirurgen und Orthopäden sehr viel

Interesse bietet, läßt sich leider nicht entsprechend im Referat wiedergeben. Über die Entstehung der Skoliose will sich Virchow auf Grund seiner Untersuchungen nicht mit Bestimmtheit äußern, doch hat die Arbeit ergeben, daß die Muskulatur nicht die Ursache der Verbiegung sein kann, und daß die etwaigen Veränderungen in den Muskeln rein sekundärer Art sind. Bei seinen Untersuchungen über den Einfluß der vertebralen und artikulären Prozesse an der Wirbelsäule in bezug auf die Entstehung der kongenitalen Skoliose hat Adams festgestellt, daß die asymmetrische Stellung des Kreuzbeins allein keine Skoliose verursacht, ebensowenig sind angeborene Läsionen der Wirbelsäule, überzählige oder zusammengewachsene Rippen für die Entstehung einer Skoliose allein verantwortlich zu machen. Die Skoliose kommt erst dann zustande, wenn diese Abweichungen das vertebrale Zentrum oder die Gegend der Wirbelartikulationen angreifen. Daß auch die Lagerung des Kindes im Uterus eine wichtige Rolle bei der späteren Entwicklung von Wirbelsäulenverkrümmungen spielt, hat Chlumsky auf Grund jahrelanger Beobachtungen und Studien nachgewiesen. Entsprechend der größten Häufigkeit der sogen. ersten Lage mit dem Kopf nach unten, mit dem Rücken nach vorne in der linken Bauchseite der Mutter wird am häufigsten bei jungen Kindern die linkskonvexe Totalskoliose beobachtet. Die zweite Lage des Kindes ist seltener und dementsprechend kommt die rechtskonvexe Totalskoliose relativ wenig zur Beobachtung. Dort, wo man eine ausgesprochene Heredität der Skoliose in der Familie findet, soll gleich nach der Geburt die Form der Wirbelsäule untersucht und eine baldige Behandlung eingeleitet werden.

Die einzelnen Krümmungsformen sowie das Problem der Krümmungen der Wirbelsäule werden von Koch in einer ausführlichen Arbeit besprochen. Einen Überblick über die Deformitäten der Wirbelsäule in einer für den praktischen Arzt zusammengestellten Abhandlung bringt Muskat. Was den Beginn der Skoliose betrifft, so hat Kirsch an einem großen Material von Säuglingen und Kindern bis zu zwei Jahren feststellen können, daß ein ziemlich hoher Prozentsatz ganz junger Rinder die ersten Zeichen von Skoliose darbietet. Aus seinen Auseinandersetzungen geht hervor, daß eine wirksame Bekämpfung der Skoliose die Behandlung im Anfangsstadium verlangt, daß dieses Anfangsstadium aus den ersten Jahren der Kindheit datiert, in welcher die Rachitis das Skelett befällt, und nicht in der in der Schule auftretenden Schiefhaltung zu suchen ist. Die beginnende Skoliose ist nur zu finden, wenn sorgfältig danach gesucht wird, und ihr klinisch sicher feststellbares Symptom ist die in Bauchlage zu beobachtende Torsionserscheinung, die bisher in 5 % der durchsuchten Fälle gefunden wurde. Den genauesten Aufschluß bietet das Röntgenbild. Nach festgestellter Diagnose soll sofort die Behandlung im Lagerungsbett beginnen. Eingehende Untersuchungen haben Böhm Aufschluß gebracht über die Rachitis als ursächliches Moment für die Rückgratsverkrümmungen. Er ist der Ansicht, daß der Hauptanteil an der Entstehung der wirklichen Skoliosen neben kongenitalen Veränderungen der Wirbelsäule der Rachitis zufällt, und daß die habituelle Schulskoliose nur noch der Vergangenheit angehört. Böhm bringt auch Anhaltspunkte für die Erkennung der rachitischen Skoliose im späteren Stadium. Das Auffallendste ist der gibbusartige Knick in der Gegend des zwölften Brustwirbels, die Abflachung der physiologischen Lendenlordose und bisweilen der normalen Brustkyphose. Der Einfluß der Rachitis, auch der Spätrachitis auf die Entwicklung einer Wirbelsäulenverkrümmung zeigt sich auch deutlich in dem von Joachimsthal demonstrierten und von Pincus in seiner Dissertation beschriebenen Handstandskünstler mit Skoliose. Der 18jährige junge Mann, der seit seinem vierten Lebensjahr als Athlet ausgebildet worden ist, zeigt seit vier Jahren eine zunehmende Verkrümmung der Wirbelsäule. Die bei dem Patienten zweifellos vorhandene Neigung zu Verbiegungen, welche auf eine Spätrachitis zu beziehen sind, konnte durch die andauernde Übung der Muskulatur nicht bekämpft werden, im Gegenteil scheint es, als ob das übertriebene Training direkt schädlich auf die Wirbelsäule eingewirkt hat. Die Zahl der sogen. Rückenschwächlinge, d. h. die Summe aller Kinder mit Abweichungen von der Norm, von den leichtesten Schiefhaltungen bis zu den schwersten Verkrümmungen, wird von Legal auf 52 % sämtlicher Schulknaben und 59 % sämtlicher Schulmädchen geschätzt. Aus dieser großen Zahl sollen nur diejenigen dem orthopädischen Schulturnen zugeführt werden, bei denen es sich um eine Schiefhaltung oder den leichtesten Grad von Skoliose handelt. — Was nun die verschiedenen anderen ätiologischen Formen der Skoliose betrifft, so wäre zunächst die

Scoliosis ischiadica zu erwähnen, über deren Entstehung und Behandlung Plate eine Mitteilung bringt. Durch Vermittelung zahlreicher Anastomosen findet leicht ein Übergang der Reizung auf den Plexus lumbalis statt. Dadurch entsteht eine Neuralgie der sensiblen Äste des Ileopsoas, der sich infolge der Schmerzhaftigkeit gegen völlige Streckung sträubt. Es kommt hierdurch zu einer Flexion im Hüftgelenk, das aber wegen seiner Schmerzhaftigkeit bei Kontraktion des Muskels nicht fixiert werden kann, daher auch nicht mehr zur Stütze dient. Das Becken wird schräg gestellt, und zur Einhaltung des Gleichgewichtes muß eine skoliotische Haltung der Wirbelsäule eingenommen werden. Was nun die Behandlung der Ischias betrifft, so werden mit Vorliebe heiße Sandbäder mit nachfolgendem heißen Bad und Massage sowie unblutige Dehnung der Nervus ischiadicus verordnet. Einen interessanten Fall von Skoliosis alternans ischiadica bei einem 38jährigen Maurer, der zur Linderung seiner Schmerzen im rechten Ischiadicus abwechselnd eine rechts und eine links geneigte Haltung des Oberkörpers einnahm, berichtet Stolz. Besonders bei jugendlichen Individuen ist es, wie ein Fall von Wohlauer beweist, notwendig, bei der Scoliosis ischiadica die Wirbelsäule genau zu untersuchen, da sich manchmal eine Spondylitis in ihren Anfangsstadien dahinter verstecken kann. — Einen Fall von **hysterischer Skoliose** nach einer traumatischen Wirbelsäulenverletzung beschreibt Schuster. Die **Krückenskoliose** wird von Jonges ausführlich geschildert. Er beobachtete: ein Tiefersinken der Spina und Höhertreten der Schulter auf der kranken Seite, eine nach der gesunden Seite konvexe Dorsolumbalskoliose, eine Drehung des Beckens nach vorne um eine Vertikallinie durch die gesunde Hüfte, eine verstärkte Beckenneigung und ein starkes Vortreten der von dem äußeren Gehörgang gefällten Notlinie vor das Sprunggelenk. Seltenere Fälle von Wirbelsäulenverkrümmungen im Zusammenhang mit einer Spina bifida und solche im Zusammenhang mit einer Myositis ossificans nach Geburtstrauma werden von Plagemann und Heath beschrieben. Eine **Reflexskoliose** bei Nierensteinschmerzen wird von Putti mitgeteilt, über zwei Fälle von Verkrümmungen der Wirbelsäule mit multipler Neurofibromatose berichtet Kolepke. — Als Unfallfolge kann die Skoliose nur angesehen werden, wenn nachgewiesen ist, daß die Wirbelsäule von einem stärkeren Trauma betroffen war, und daß tatsächlich entweder eine Knochen- oder stärkere Bänderverletzung stattgefunden hat. Eine allgemeine Körpererschütterung ohne Verletzung der Wirbelsäule kann naturgemäß eine Wirbelsäulenverbiegung weder hervorbringen noch verschlimmern, ebensowenig ist anzunehmen, daß eine allgemeine Körperschwäche eine Skoliose verschlimmert, und die letztere dadurch mit einem Unfall in Zusammenhang gebracht werden kann. Eine stärkere Verkrümmung der Wirbelsäule kann wenigstens einige Jahre zurückliegen, andererseits ist aber nicht auszuschließen, daß auch mehrere Jahre nach einer Verletzung sich eine Wirbelsäulenverbiegung einstellen kann. — Die **Meßmethoden der Wirbelsäulenverbiegungen** haben auch eine Bereicherung erfahren: so berichtet Schmidt-Bonn über einen neuen Meßapparat zur Feststellung ungleicher Beinlänge bei statischer Skoliose. Semeleder empfiehlt statt aller teuren und umständlichen Meßapparate bei der graphischen Darstellung der Skoliose die Verwendung der photographischen Technik, ausgehend von der Tatsache, daß ein Raster, von einem Projektionsapparat auf eine ebene Fläche geworfen, gerade Linien liefert, auf eine gekrümmte Fläche wellige, die symmetrisch oder asymmetrisch verlaufen werden, je nach der Konfiguration des Schirmes. Der Raster, auf den Rücken eines normal gebauten Menschen geworfen, liefert also von der Vertikalen aus gerechnet symmetrische Wellenlinien, bei skoliotischen verzerrte, asymmetrische Linien. Mit Hilfe eines photographischen Apparates, der immer dieselbe Einstellung haben muß, werden die Linien des projizierten Rasters photographiert und auf diese Weise ein einfaches und einwandfreies Verfahren zur Darstellung der Skoliose gewonnen. Ferner berichtet Haglund über seine Methode zum Photographieren der Skoliose, und Radicke macht aufmerksam auf die Vorteile der Röntgenuntersuchung für die Kontrolle all unserer antiskoliotischen Maßnahmen. — Was nun die **Behandlung der Skoliosen** anbelangt, so sind wie in jedem Jahre auch diesmal eine größere Reihe von Arbeiten über dieses Thema erschienen. In der zweiten Auflage seines Buches über die funktionelle Behandlung der Skoliose beschreibt Klapp die weitere Ausbildung seines Kriechverfahrens und erörtert alle gegen dasselbe erhobenen Einwände. Das orthopädische Schulturnen, wie es in Chemnitz mit gutem Erfolg geübt wird, wird von Rothfeld eingehend beschrieben. Das forcierte Redressement der fixierten Skoliose bespricht Mehltretter an der Hand einer Reihe von Krankengeschichten. Die gymnastische Behandlung läßt nach seiner Ansicht sehr im Stich, hingegen führt das gewaltsame Redressement im Gipsverband zu immer befriedigenderen Resultaten. Lange weist darauf hin, daß bei den redressierenden Apparaten zur Korrektur der Skoliose nicht vergessen werden darf, daß ein korrigierender Druck nur dann wirksam ist, wenn die beiden Enden des verkrümmten Körperteils fest vom orthopädischen Apparat gefaßt sind und einen sicheren Gegenhalt bieten. Neben seiner Methode der aktiven und passiven Überkorrektur verwendet er ein Korsett, das den Rumpf nicht nur in seinem unteren, sondern auch in seinem oberen Teil einschließt, das also einen Gegenhalt an der dem Rippenbuckel entgegengesetzten Halsseite bietet. Mag die Technik der Herstellung dieses Korsetts wie immer sein, der Gedanke erscheint äußerst einleuchtend, und die Resultate, die Lange im Laufe von zwei Jahren erzielt hat, sind so gute, daß er die Apparate sowohl bei Nacht als auch während der Hälfte des Tages tragen läßt. Neben den Apparaten kommt aber das aktive redressierende Üben auch vollkommen zu seinem Recht. Das Korsett ohne Übungen ist ein Kunstfehler, wenn eine Skoliose einer Besserung noch fähig ist. Daß die Deformität bei richtiger und ausreichender Behandlung fast stets gebessert werden kann, daß abnorme Steifheit durch Übungen bekämpft, Muskelschwäche durch Massage beseitigt werden müsse, daß in schweren Fällen durch mechanische Vorrichtungen ein konstanter Druck auf die Konvexität des Buckels ausgeübt werden müsse, betont Bradford. Die Affektion ist nicht als Krankheit, sondern als Wachstumsstörung aufzufassen, weshalb die Patienten während der Wachstumsjahre unter steter ärztlicher Kontrolle stehen sollen. — Was die Behandlung der mobilen Skoliose anbetrifft, so hat Wollenberg die mobilen Skoliosen in überkorrigierter Stellung in Zelluloidapparaten unter die permanente Einwirkung von normaler Belastung und Funktion gebracht. Diese Zelluloidapparate, die sich von den Korsetts wesentlich dadurch unterscheiden, daß sie die Wirbelsäule in ihrer Bewegung nicht hemmen, werden Tag und Nacht getragen. Die von Wollenberg angewandte beste Kontrolle der Behandlung der Skoliose mit Hilfe von Röntgenbildern hat ergeben, daß in den beschriebenen Apparaten die Skoliosen sich ganz erheblich gestreckt haben. Zur Fixierung der durch die Therapie gelockerten Skoliose verwendet Fränkel Liegeapparate in Überkorrekturstellung aus Gips, ähnlich dem Lorenzschen Gipsbette. Da der Lordosierung eine Hauptrolle bei der Detorquierung der Wirbelsäule zugeschrieben wird, müssen die Gipsschalen bei Reklinierung des Thorax angefertigt werden. Zur Anlegung des Gipsbettes, in welches Arm, Kopf und Oberschenkel einbezogen sind, wird der Patient in den Vierfüßlerstand gebracht, in welchem er durch Stützvorrichtungen festgehalten wird. In das Gipsbett hat Machol eine Spiralfederpelotte eingefügt, mit Hilfe deren es gelingt, das therapeutische Moment des Gipsbettes zu verstärken und bessere Resultate zu erzielen als mit der einfachen Lagerungsmethode. Hübscher hat dem Gipsbett eine vordere Halbschale hinzugefügt, welche es ermöglicht, die Patienten zwecks Säuberung und Entfernung aus der Rückenschale in schonendster Weise und ohne eine Spur von Bewegung in Bauchlage zu bringen. Truslow empfiehlt zur Behandlung der Skoliose gefensterte Gipsverbände. Er legt dieselben so an, daß er nach Messung der einzelnen Komponenten der Krümmung die Patienten in horizontaler Lage unter Extension eingipst. Es wird ein oberer und ein unterer Abschnitt des Gipsverbandes getrennt angelegt und in diese beiden Teile zwei frontalstehende Stöcke eingegipst. Nach Erstarrung der beiden Teile wird eine Drehung der Wirbelsäule mit Hilfe der Stöcke in der Längsrichtung vorgenommen und dadurch die Torsion zu beseitigen versucht. Einen transportablen Apparat zur Anlegung von Gipsverbänden in Hyperextension beschreibt Brown. Die Nachteile, welche das Tragen derartiger fester Stützkorsetts mit sich bringt, hat Broesamlen an der Hand eines größeren Materials an der Tübinger chirurgischen Klinik untersucht und festgestellt, daß längeres (1—2 Jahre) ununterbrochenes Tragen solcher festsitzender Korsetts Schädigungen am Herzen hervorruft, die in einer Hypertrophie des rechten Ventrikels und Erweiterung desselben bestehen. Er empfiehlt deshalb, die Korsetts nur während einiger Stunden am Tage anzulegen, bei notwendiger dauernder Anlegung aber den Bauch zur Verbesserung der Zwerchfellatmung völlig frei zu lassen oder durch elastische Züge die Möglichkeit einer Ausdehnung des Brustkorbs nach außen, vorne und oben zu gestatten. Nicht unerwähnt möchte ich noch die Schulbankfrage lassen, welche in den Arbeiten von Oebbecke und Milatz besprochen wird. Von den medikomechanischen Apparaten zur Behandlung der Skoliose wäre der Hüftschaukelsitz von Hohmann zu nennen und die Herzschen Apparate, welche Immelmann neuerdings besonders empfiehlt. — Die Resultate von 1000 aufeinanderfolgenden Fällen von Skoliose hat Roth an der Hand des Materials seines Vaters zusammengestellt. Auf Grund reicher Erfahrungen kommt Roth zu folgenden Schlüssen: Die Skoliose ist hauptsächlich eine Jugendkrankheit des weiblichen Geschlechtes. Sie ist hereditären Einflüssen unterworfen und meistens durch falsche Haltung beim Schreiben, schwache Konstitution und zu rasches Wachstum bedingt. Der Unterschied in der Länge der Beine ist eine häufige Ursache der Skoliose, der Schmerz ein nicht seltenes Symptom und der Plattfuß eine häufige Begleiterscheinung. Die Berücksichtigung der Kleidung ist vor jeder Behandlung absolut notwendig. Die Behandlung durch Haltung und körperliche Übung vermag in fast allen Fällen die Zunahme der Knochendeformität zu verhüten. In 83 % der Fälle soll sogar eine sozusagen dauernde Heilung möglich sein. Zum Schluß wäre noch ein Fall von Adams zu erwähnen, welcher eine Skoliose bei einem 13jährigen Mädchen dadurch geheilt hat, daß er den am Röntgenbilde sichtbaren breiten Processus transversus des fünften Lumbalwirbels, der eine leichte Depression der Crista ossis ilei erzeugt hat, durch Operation entfernte.

Die **orthotische Albuminurie** und ihre Behandlung wird in den Arbeiten von Pechowitsch, Lüdke und Sturm sowie von Müller (Verden) besprochen.

Die Arbeiten über die **Spondylitis tuberculosa** haben Neues kaum zutage fördern können. Interessante Studien über die Beziehungen zwischen den klinischen Erscheinungen und den pathologischen Verhältnissen der Wirbelsäulentuberkulose veröffentlicht Brackett. Er unterscheidet zwei Formen der Erkrankung, je nachdem die Fixation der Wirbelsäule oder die Schmerzen überwiegen. Im ersteren Falle sind von der Erkrankung augenscheinlich mehr diejenigen Teile der Wirbelsäule ergriffen, welche eine mehr statische Aufgabe haben, in letzterem Falle diejenigen, welche für das Rückenmark und die von ihm abgehenden Nervengeflechte die schützende Hülle abgeben sollen. Die Behandlung hat in Fixation und Verminderung bzw. völliger

Aufhebung des Druckes zu bestehen. Von historischem Interesse ist eine Mitteilung von Smith und Ruffert über die Pottsche Krankheit an einer ägyptischen Mumie aus der Zeit der 21. Dynastie um 1000 vor Christo. Die mechanische Behandlung der Wirbelsäulentuberkulose, wie sie in dem Hospital in Alton, Hampshire, geübt wird, beschreibt Gauvin. Die Patienten bekommen einen Lagerungsapparat nach Art des Callotschen, in welchem sie sich in horizontaler und vertikaler Lage halten können. Die Behandlung der spondylitischen Lähmungen wird in den Arbeiten von Painter und Moore, Schlesinger, Bade und Schüßler besprochen. Painter und Moore vertreten die Ansicht, daß die Paraplegien bei der Spondylitis nicht einen zufälligen Zwischenfall darstellen, sondern als natürliche Folge des tuberkulösen Prozesses anzusehen sind. Deshalb ist bei der Prognose besonders jugendlicher Patienten große Vorsicht geboten. Je nach der Ausdehnung des tuberkulösen Prozesses soll die Behandlung bestehen in der Anlegung eines Gipskorsetts mit oder ohne Hyperextension. Ein operativer Eingriff ist nur selten angezeigt und sollte nur dann ausgeführt werden, wenn der Druck, der auf dem Rückenmark lastet, extradural gelegen ist. — Über einen sehr günstigen Erfolg der Gipsbettbehandlung bei einer schwereren spondylitischen Lähmung macht Schlesinger Mitteilung. Bei langdauernden Lähmungen, welche keiner der bisherigen Behandlungen weichen wollen, empfiehlt Bade, die Patienten durch Apparate, die vom Kopf bis zu den Zehen reichen, in eine vertikale Lage zu bringen. Auf diese Weise hat er in ganz verzweifelten Fällen noch recht gute Resultate erzielt. Einen Beitrag zur operativen Behandlung der Paraplegien bei tuberkulöser Spondylitis bringt Schüßler. Es handelt sich um einen 36jährigen Mann, der wegen schwerer Paraplegien laminektomiert worden ist, und bei dem vier Jahre nach der Operation eine völlige Ausheilung des Prozesses an der Wirbelsäule demonstriert werden konnte. Einen seltenen Fall von Durchbruch eines spondylitischen Senkungsabszesses in den Bronchialbaum kann Ideler mitteilen. Um die Wiederkehr des spondylitischen Buckels nach Ausheilung des Prozesses zu verhüten, empfiehlt Hibbs die Versteifung der Wirbelsäule vorzunehmen. Er geht dabei so vor, daß er die Processus spinosi an ihrer Basis abmeißelt und sie weiter nach unten verschiebt, so daß sie die intervertebralen Zwischenräume überbrücken können.

Auf diese Weise hofft er eine genügend haltbare Versteifung der Wirbelsäule zu erreichen. In einem Falle hat er ein vollkommen befriedigendes Resultat erzielt, bei zwei anderen gestattet die relativ kurze Zeit nach der Operation noch kein definitives Urteil über den endgültigen Erfolg.

Die **Spondylitis typhosa** ist in einer größeren Anzahl von Publikationen besprochen worden. Fried, Josefowitsch, Stender, Ardin-Delteil und Coudray, Carling und King sowie Mc Crae berichten über dieses Krankheitsbild und heben übereinstimmend hervor, daß die Erkrankung in der Rekonvaleszenz des Typhus auftritt, und daß die Heilung meist ohne jede Deformität erfolgt. Am häufigsten sind Männer zwischen dem 20. und 35. Lebensjahr betroffen.

Die **Spondylitis deformans** findet eine eingehende Erörterung in der Arbeit von Plate. Er beschäftigt sich hauptsächlich mit den klinischen Erscheinungen bei den Frühstadien der genannten Erkrankung. Zunächst treten Rückenschmerzen auf, die sich nur beim Gehen, Stehen und Sitzen bemerkbar machen, beim Liegen aber verschwinden. Beim Stehen in vornübergebeugter Stellung wird die Wirbelsäule durch Umklammern der Oberschenkel mit den Händen entlastet. Abnorme Krümmungen der Wirbelsäule fehlen meist ganz. Nicht in allen Fällen werden durch das Leiden Beschwerden ausgelöst; für die Entstehung und das Fortschreiten der Erkrankung spielt das Trauma eine große Rolle. Die frühzeitige Diagnose ist auf Grund des Röntgenbildes möglich, weshalb eine Röntgendurchleuchtung in allen Fällen, wo die Klagen auf die Wirbelsäule hinweisen, nicht unterlassen werden sollte. Rezidive der Beschwerden treten auch nach längeren schmerzfreien Intervallen auf. Hitze und Hautreize eignen sich besonders zur Beseitigung der Schmerzen. Das beste Mittel zur Verhinderung eines weiteren Fortschreitens des Leidens ist ein gutes Stützkorsett. Die Prognose ist nicht absolut ungünstig. Bei plötzlich auftretenden schmerzhaften Versteifungen wird das elektrische Glühlicht mit Vorteil verwendet. Unter den klinischen Erscheinungen der Spondylitis deformans ist, wie Ledderhose zeigt, der Tiefstand der Rippen charakteristisch. Derselbe ist bedingt durch eine pathologische Verkürzung der Lendenwirbelsäule ohne Verkrümmung. Die Ursache dieser Verkürzung besteht in einer Verminderung der Höhe der Zwischenwirbelscheiben und der Wirbelkörper selbst. Solcher Rippentiefstand wird bisweilen in höherem Alter als rein senile Erscheinung gefunden. — Einen weiteren Fall von Spondylitis deformans teilt Garrod mit. Von den Mitteilungen über Erkrankungen der Wirbelsäule wäre noch eine Arbeit von Stern über die operative Behandlung der Bechterewschen Krankheit zu nennen. Bei einem 50 jährigen Patienten mit chronischer Versteifung der unteren Hals- und oberen Brustwirbelsäule wurde durch Resektion eines 5 cm langen Knorpelstücks aus der zweiten bis achten Rippe beiderseits die Mobilisierung des ankylotischen Thorax erzielt, und dadurch wurden die Atemexkursionen um ein ganz Beträchtliches zum Vorteil des Patienten vergrößert. Zum Schluß wäre noch eine Mitteilung von Ehringhaus über Dornfortsatzfrakturen zu erwähnen, hauptsächlich wegen der Differentialdiagnose gegenüber der Spondylitis. Drehbewegungen des Rumpfes, besonders aber seitliche Neigung desselben waren völlig schmerzfrei, so daß die Differentialdiagnose gegenüber der Spondylitis leicht gestellt werden kann.

Von den Deformitäten im Bereiche des Hüftgelenks und des Oberschenkels berichtet Cassel in einer sehr sorgfältigen Zusammenstellung der in der Literatur mitgeteilten Fälle von **kongenitaler Femurmißbildung** unter Anfügung von vier eigenen Beobachtungen. Er stellt sich auf den Standpunkt von Reiner und Drehmann, welche die Coxa vara congenita ansehen als den ersten Grad des angeborenen Femurdefektes, und ist der Meinung, daß wir eine Reihe von Schenkelhalsverbiegungen, die wir heute noch als erworbene bezeichnen, auf Grund späterer Erkenntnis werden ansehen müssen als Anomalien auf kongenitalen Ossifikationsstörungen im koxalen Femurende beruhend. Weitere Fälle von kongenitalem Femurdefekt teilen Guradze und von Aberle mit.

Die **angeborene Coxa vara** findet eine Besprechung durch Port, welcher an der Hand von Röntgenbildern das Vorhandensein und spätere Verschmelzen mehrerer Ossifikationskerne am Femurkopf nachweisen konnte. Das Hoffasche Unterscheidungsmerkmal des schrägen oder vertikalen Verlaufs der Epiphysenlinie bei rachitischer bzw. kongenitaler Form der Coxa vara ist nach Peltesohn nicht immer stichhaltig. Peltesohn unterscheidet zwei Formen der **rachitischen Coxa vara,** die eine mit Verkleinerung des Schenkelhalsbogens und die zweite, bei der schon frühzeitig eine scharfe winklige Knickung zwischen Kopf und Hals (Epiphysenlösung des Kopfes) auftritt. Die Coxa vara rachitica mit erhaltenem Schenkelhalsbogen bildet sich oft von selbst zurück, die zweite Form bietet mit zunehmendem Alter eine sich erheblich verschlechternde Prognose. Die frische Coxa vara ist wie ein frischer Schenkelhalsbruch zu behandeln, in späteren Fällen ist Redressement und Gipsverband erforderlich. Unter 1000 Fällen von rachitischen Deformitäten der unteren Extremität konnte Wallace Blanchard 32 Fälle von Coxa vara nachweisen. Einen Fall von doppelseitiger Coxa vara bei einem 8jährigen Knaben demonstriert Franke. Nicht unerwähnt sollen auch einige Bemerkungen bleiben, die Hagen über die Coxa vara macht. Er stellt sich auf den Standpunkt, daß man den Begriff der Coxa vara idiopathica nicht zugunsten der traumatischen Coxa vara aufgeben sollte, weil sicher in der Ätiologie außer der traumatischen Epiphysenlösung noch ein anderes Moment, nämlich primäre Wachstumsstörungen im Bereiche der Knorpelbildungszone, in Betracht komme. Sehr interessante, nach dieser Richtung hin angestellte histologische Untersuchungen von Frangenheim an Resektionspräparaten dreier Fälle von Coxa vara adolescentium haben ergeben, daß man auf die Anamnese solcher Patienten bezüglich der traumatischen Entstehung der Erkrankung nicht allzuviel Gewicht legen soll. Die schwersten Veränderungen, selbst die vollkommene Lösung des verlagerten Schenkelkopfes, können ohne jedes Trauma erfolgen, und andererseits kann bei schwerem Trauma sich nur eine geringe Verbiegung des Schenkelkopfes finden. Frangenheim ist der Ansicht, daß die bestehende Erkrankung der Hüfte gleichsam zu Verletzungen prädisponiert, und behauptet, daß die Coxa vara adolescentium nicht die Folge eines Traumas, sondern die Ursache des Traumas ist, dem man gelegentlich in der Anamnese der Patienten begegnet. Bei der Untersuchung seiner Resektionspräparate fanden sich an der Knorpelfuge des oberen Femurendes stets Veränderungen. Dieselbe war um ein Mehrfaches verbreitert und ähnelte der Knorpelfuge beim Genu valgum adolescentium. Die Epiphysenlinie zeigte vielfache Unterbrechungen in ihrem Verlauf, Zerfall in einzelne Knorpelinseln, die nebeneinander lagen und sich teilweise deckten. Der Knorpel selbst ist in allen Fällen verändert: vorwiegend an den Randpartien scheint er normal, nach der Mitte zu ist er weniger kompakt, weniger resistent und glasig. Nicht die übermäßige statische Inanspruchnahme, nicht ein Trauma, wie vielfach behauptet, sondern diese Knorpelschwäche ist nach Frangenheim die Ursache für die Coxa vara adolescentium. Weitere Fälle dieser Erkrankung werden von Engel, Menne und Stephan mitgeteilt. Letzterer berichtet auch über echte Schenkelhalsfrakturen im jugendlichen Alter. Den wenigen Fällen von Schenkelhalsbruch bei Kindern und Jugendlichen, die bisher mitgeteilt worden sind, fügt Donati drei neue Beobachtungen hinzu. Als Coxa vara traumatica will er nur diejenigen Fälle anerkennen, bei welchen im Anschluß an eine Verletzung des Schenkelhalses bei vorher gesunden Knochen sich die Coxa vara ausgebildet hat. Alle übrigen Fälle, wo ein Trauma den schon vorher rachitischen, osteomalacischen oder anders erkrankten Schenkelhals betroffen hat, sollen nicht als traumatische, sondern als rachitische, osteomalacische usw. Coxa vara bezeichnet werden. Bei allen Schenkelhalsbrüchen Jugendlicher hat die Therapie durch lange dauernde Fixation in Abduktionsstellung dem Entstehen der Coxa vara vorzubeugen. Die ausgebildete Coxa vara dagegen ist mit subtrochanterer Osteotomie, lineär oder keilförmig, zu behandeln, die bessere Resultate gibt als die Osteotomie des Schenkelhalses. Über einen Fall von Coxa vara retroflexa traumatica bei einem 14jährigen Knaben macht Grashey Mitteilung. Daß die Diagnose der Coxa vara nicht immer leicht ist und vielfach zu Verwechslungen, selbst im Röntgenbild, Veranlassung geben kann, darauf weist von Tappeiner hin. Auch Levy hat sich mit demselben Thema befaßt und kommt in seiner Arbeit — Beiträge zur Frage der Coxitis, Coxa vara und sogen. Osteoarthritis deformans Coxae juvenilis, richtiger Coxa vara capitalis — zu folgenden Schlüssen: Die Coxitis kann sich zu bestehender Coxa vara gesellen und das Bild einer Coxa vara contracta vortäuschen. Im Anschluß an eine Epiphysenlösung bei einem tuberkulösen Individuum mit Coxa vara kann im Hüftgelenk eine Tuberkulose auftreten. Deshalb ist vor jedem forcierten Redressement einer Coxa vara die eventuell vorhandene sekundäre tuberkulöse Coxitis mit Bestimmtheit auszuschließen. Die Osteoarthritis deformans coxae juvenilis darf nicht der gewöhnlichen Arthritis deformans an die Seite gestellt werden, sie ist bedingt durch eine Zerstörung im Bereiche der Epiphysenfuge analog der Coxa vara. Die klinischen und anatomischen großen Ähnlichkeiten dieser beiden Erkrankungen rechtfertigen die Benennung „Coxa vara capitalis“ an Stelle von Osteoarthritis deformans coxae juvenilis. Ein großer Prozentsatz von ossalen Hüftgelenkstuberkulosen, welche mit normaler oder sehr guter Beweglichkeit ausgeheilt sind, ist in Wirklichkeit keine Tuberkulose, sondern eine Coxa vara capitalis gewesen.

Auch die **Coxa valga** findet immer mehr Beachtung. So beschreibt Lackmann einen Fall von Coxa valga, der in der Adoleszenz beobachtet wurde, und bei welchem die Deformität wahrscheinlich schon seit der Geburt bestand, da sie auch auf der rechten gesunden Seite vorhanden war. Die Symptome waren folgende: Antetorsion des oberen Femurendes und wirkliche Vergrößerung des Schenkelhalswinkels. Neben dieser anatomischen Anomalie und durch sie wahrscheinlich statisch erst möglich gemacht, gibt es eine Kopfkappenverschiebung, die eigentliche Coxa valga adolescentium, welche klinische Beschwerden machen kann und als Analogon zur Coxa vara adolescentium statica zu gelten hat. Bezüglich der Röntgendiagnose in solchen Fällen hebt Lackmann noch besonders hervor, daß stets eine Aufnahme in Mittelstellung und eine in Innenrotation des Beines gemacht werden muß, wenn man sich gegen Irrtümer schützen will. Eine besondere Einteilung der Coxa valga bringt Uffreduzzi. Er unterscheidet eine primäre Coxa valga, welche an keinerlei nachweisbaren pathologischen Prozeß gebunden ist. Dahin gehören die Coxa valga congenita und die Coxa valga adolescentium, und ferner unterscheidet er eine sekundäre Coxa valga, die auf einem pathologischen Faktor beruht, und in diese Gruppe gehören die statische, die traumatische, die kompensatorische und symptomatische Form.

Relativ wenig Arbeiten haben sich in diesem Jahre mit der **kongenitalen Hüftgelenksluxation** befaßt. Beiträge zur Ätiologie und Therapie dieser Deformität bringt Chlumsky auf Grund einiger recht interessanter kasuistischer Mitteilungen, mit denen er zeigen will, daß noch manche Frage in ätiologischer und therapeutischer Hinsicht der Beantwortung harrt. Über den Heilungsverlauf der kongenitalen eingerenkten Hüfte wissen wir noch recht wenig. An einem Präparat einer vor drei Monaten eingerenkten Hüfte zeigt Vulpius, daß nach der Reposition in erster Linie sich eine Kapselschrumpfung vollzieht. Die Pfannenbildung ist zunächst weit weniger günstig. Nach einem Vierteljahr jedoch ist schon eine Pfanne vorhanden, welche in allen Dimensionen genügt, um dem Gelenk ausreichende und dauernde Festigkeit zu gewähren. Eine sehr interessante und lesenswerte Arbeit über die angeborene Hüftluxation mit besonderer Berücksichtigung der Hüftgelenkspfanne bringt Ludloff. Die Tiefe der Pfanne ist an allen Stellen ohne Ausnahme vom Embryonalleben an beträchtlich verringert. Die Pfannenhöhe ist im Anfang sogar vergrößert. Auch im späteren Stadium ist die Höhenverminderung verhältnismäßig geringer als die Tiefenabnahme. Die Breite der Pfanne wird schon frühzeitig in der oberen Hälfte und mit zunehmendem Alter immer mehr verringert, bis zur Dreiecksform, während der untere Pfannenrand von verhältnismäßig normaler Breite bleibt. Die Umkrempelung des Limbus erfolgt erst nach dem Heraustreten des Kopfes auf den hinteren unteren Pfannenrand, teils durch den elastischen Zug seiner eigenartig angeordneten Fasern, teils durch den Druck des hinten auf den Pfannenrand allmählich heraufgleitenden Kopfes. Die unblutige Therapie ist machtlos gegen die stärkere knöcherne Entwicklung des Pfannengrundes. Sie kann die zur Heilung absolut notwendige Vertiefung und Verbreiterung der Pfanne nur durch Erhöhung und Erweiterung der Pfannenränder herbeiführen. Erst nach der Limbusauskrempelung erfolgt allmählich die Umbildung zu einigermaßen normalen knöchernen Pfannenrändern. Gelingt es auf unblutigem Wege nicht, den Kopf unter den Limbus zu bringen, so muß blutig operiert werden. Je frühzeitiger die Reposition, ob blutig, ob unblutig, stattfindet, desto eher kann man auf eine Limbusbewältigung bzw. Um- und Auskrempelung hoffen. Der blutigen Repositionsmethode hat stets die unblutige vorauszugehen. Gourdon weist darauf hin, daß bei der Reposition der angeborenen Hüftgelenksverrenkung die Weichteilwiderstände viel weniger hoch zu bewerten sind als die knöchernen Hemmungen. Starke Entwicklung des hinteren Pfannenrandes, Kleinheit der Pfanne, Verkürzung des Schenkelhalses, Atrophie des Kopfes, Deviationen des oberen Femurendes stellen solche knöchernen Hemmnisse dar. Gourdon empfiehlt daher, in allen Phasen der Einrenkung zu extendieren. Er läßt den Verband mindestens vier Monate liegen. Während der Nachbehandlung sind gegen die Retraktion der Adduktoren methodische Abduktionsübungen auszuführen. Psoaskontrakturen und Beckenneigung sollen durch 1—2stündiges Anbandagieren auf einem Tisch in gestreckter Lage bekämpft werden. — Was nun die **Behandlung der angeborenen Hüftgelenksverrenkung** betrifft, so ist zunächst auf eine Arbeit von Müller hinzuweisen, welcher bei einem dreijährigen Mädchen eine Spontanheilung einer kongenitalen Hüftluxation beobachtet hat. Eine recht lesenswerte Arbeit über die Behandlung der Deformität bei älteren Patienten bringt Gourdon. Ein ausgezeichnetes Resultat einer blutigen Reposition bei einer 26jährigen Patientin kann Patschke berichten. Bezüglich der Nachbehandlung nach der Einrenkung empfiehlt Vital, für manche Fälle gar keine Maßnahmen vorzunehmen, in anderen läßt er die Kinder 8 Tage lang im Bett liegen, vorsichtig massieren und sie dann allmählich aufnehmen. Eine gewisse Abduktion ist besonders in der ersten Zeit für die konzentrische Einstellung des Kopfes von Vorteil. Dort, wo die Abduktion sehr lange bestehen bleibt und sehr hartnäckig ist, wird es bisweilen notwendig, die Adduktion allmählich herbeizuführen durch Anlegung einer Kautschukbinde. Die Rotation nach außen verliert sich meist von selbst durch den aufrechten Gang. Die Beugung in der Hüfte muß durch aktive und passive Bewegungen, Massage und manuelle Gradrichtung möglichst bekämpft werden. — Nun folgen eine Reihe von Arbeiten, welche über eine größere Zahl von Einrenkungen kongenitaler Hüftluxationen berichten. Ausgezeichnete Resultate konnte Joachimsthal bei Kindern demonstrieren, die er bereits im Säuglingsalter eingerenkt hat. Die Behandlung war dieselbe wie sonst, nur wurden die Kinder nicht in einen zirkulären Gipsverband gelegt, sondern in eine Gipslade. Außerdem braucht man nur viel kürzere Zeit für die Fixation. Von den meisten Autoren wird die Zeit zwischen dem zweiten und sechsten Lebensjahr für die günstigste zur Einrenkung angegeben. Redard hat in diesem Alter 85—90 % Heilungen bei einseitiger, 30 % bei doppelseitiger Luxation feststellen können. Auch Herting berichtet über sehr gute Resultate an ca. 100 unblutig reponierten Hüften. Seine Heilungsziffern sind 94 % bei einseitigen, 64 % bei doppelseitigen Luxationen. Simpson, der über 70 Fälle berichtet, hat in 60—70 % ein festes, jedenfalls gut brauchbares Gelenk erzielt. Weitere Mitteilungen über 25 Fälle macht Galleazzi. Die Veränderungen nach der Einrenkung kongenitaler Hüftluxationen an Kopf und Schenkelhals werden an der Hand von 200 Röntgenbildern von Edloff ausführlich beschrieben. Er unterscheidet drei Gruppen von Fällen: die erste, bei welcher sich pathologische Veränderungen am Schenkelkopf und Hals schon nach der zweiten Verbandperiode finden, d. h. nach einer Zeit absoluter Ruhe; die zweite, bei welcher nach Abnahme des dritten Verbandes, also nachdem die Patienten drei Monate herumgegangen sind, Veränderungen aufgetreten waren; und die dritte, bei welcher die Veränderungen sich erst später im Röntgenbilde gezeigt haben, nachdem der Patient schon lange als vollkommen normal aus der Behandlung entlassen worden war. Die Ursache für die Entstehung dieser Deformitäten liegt einmal in der Schädigung des Kopfes und Schenkelhalses durch die Einrenkung und zweitens in einer Verbiegung des atrophisch und schwach gewordenen Schenkelhalses durch den Muskelzug sowie durch die Belastung mit dem Körpergewicht. Die Coxa-vara-Bildung nach angeborener Hüftluxation kann zwei Ursachen haben, wie Preiser betont; sie kann erstens traumatisch durch die Einrenkung entstanden sein und zweitens als Belastungsdeformität nach Abnahme des Verbandes. Bei letzterer Form ist teils ein Schwinden der schon vorhandenen, teils ein Fehlen der Kopfepiphysenkernanlage beobachtet worden. Zum Schluß ist noch ein Bericht von Ricketts über günstige Resultate der blutigen Einrenkung bei zwei Fällen zu erwähnen. In einem sehr instruktiven Atlas bringt Matsuoka in 60 Röntgenbildern die verschiedenen Formen der angeborenen Hüftgelenksverrenkung bei jüngeren und älteren Kindern sowie einzelne Stadien nach vorausgegangener Reposition zur Anschauung. — Den 18 in der Literatur mitgeteilten Fällen von gleichzeitigem Auftreten von Spina bifida mit angeborener Hüftverrenkung fügt Pieri drei eigene Beobachtungen hinzu. Seltene Luxationen und Subluxationen des Hüftgelenks beschreibt Cramer an der Hand einer Reihe von sehr instruktiven und schönen Abbildungen.

Nicht unerwähnt soll eine Arbeit von Weber bleiben, welcher eine größere Zahl von sogenannten spastischen Luxationen aus der Langeschen Klinik mitteilt. Die Luxation entsteht bei Patienten mit spastischen Erscheinungen der unteren Extremitäten durch das Drängen des Kopfes gegen den oberen hinteren Pfannenrand und die Gelenkkapsel infolge der spastischen Flexionsadduktionskontraktur bei einer nicht normalen Hüftpfanne. Die Einrenkung ist in den meisten Fällen von Erfolg begleitet.

Über die tuberkulöse Coxitis sind ebenfalls relativ wenige Veröffentlichungen in diesem Jahre erschienen. Von den über dieses Thema publizierten Arbeiten wäre ein Vortrag von Froelich zu nennen, welcher die tuberkulöse Coxitis im Röntgenbilde bespricht. Froelich unterscheidet vier Formen dieser Erkrankung im Röntgenbilde: eine bösartige Form, bei welcher mehrere Herde im Kopf, Hals und in der Pfanne sitzen, eine flüchtige Form, die meist schnell und vollständig ausheilt, ohne daß Spuren zurückbleiben, die Caries sicca und die hypertrophische und hyperostosierende Form, die oft schwer von einer osteomyelitischen Infektion zu unterscheiden ist. Sie dauert zwei bis vier Jahre, verläuft mit geringen Schmerzen und heilt meist völlig aus. Auf die große Bedeutung der Röntgenuntersuchung für die Diagnose der tuberkulösen Coxitis weist auch Menard hin. Was die Behandlung dieser Erkrankung betrifft, so empfiehlt Bilhaut für die Anfangsstadien vor allem die Gewichtsextension; bei bestehender Kontraktur ist er für schonendste Korrektur in Narkose und Fixation im großen Gipsverband. Die Behandlung soll möglichst frühzeitig begonnen werden, und nie, bevor ein Röntgenbild gemacht worden ist. Ist die Erkrankung ausgeheilt, und bestehen Deformitäten, so wird die subtrochantere Osteotomie mit nachfolgendem Gipsverband als zweckmäßig empfohlen. In schweren Fällen ist die Resektion anzuraten, die bei entsprechender Nachbehandlung gute Resultate gibt. Die Wichtigkeit der Allgemeinbehandlung ist nicht zu vergessen. Als einen Anhänger der Lorenzschen Methode der ambulanten Coxitisbehandlung zeigt sich Delchef. Der operativen Behandlung der tuberkulösen Hüftgelenksverrenkung redet Vincent auch bei Kindern, falls die konservative Methode nicht zum Ziele führt, mit Rücksicht auf die geringe Mortalität energisch das Wort. Einige wichtige Fragen auf dem Gebiete der Coxitis tuberculosa werden von Coudray erörtert. So bespricht er die Entstehung des Genu recurvatum bei Extensionsbehandlung, wenn die Extension nicht am Oberschenkel angreift, das relativ frühzeitige Auftreten von Luxationen, die Möglichkeit einer vollkommenen Resorption des Schenkelkopfes ohne jede Eiterung, die Coxitis im kongenital luxierten Hüftgelenk, die späteren

Störungen nach durchgemachter Coxitis u. a. Er kommt auch auf die Interposition von Muskellappen bei der orthopädischen Resektion des nach Coxitis versteiften Hüftgelenks zu sprechen. Eine solche Operation ist von Tietze mit sehr gutem Erfolg ausgeführt worden. Trotz schwerer destruktiver Prozesse am Hüftgelenk ist eine Ausheilung auf konservativem Wege zu erzielen, wie dies ein Fall von doppelseitiger Coxitis, den Paul Glaessner mitgeteilt hat, beweist. Wie schwere Wachstumsstörungen nach frühzeitiger Resektion auftreten können, zeigt die Mitteilung von Köhler, welcher eine Verkürzung des Oberschenkels um 25 cm bei einem Patienten demonstriert. Auch Vignard zeigt das Präparat einer Hüfte von einem Patienten, bei dem die Resektion vor 1½ Jahren ausgeführt worden war und eine feste Ankylose in bester Stellung zum Resultat hatte. Bei der Besprechung der Coxitis darf eine Mitteilung von Ehringhaus nicht unerwähnt bleiben, welcher in sechs Fällen Spontanfrakturen knapp oberhalb der Femurkondylen nach tuberkulöser Coxitis feststellen konnte. Die leichte Brüchigkeit am Übergang von Compacta in Spongiosa wird durch die hochgradige Knochenatrophie, die auch im Röntgenbild zum Ausdruck kommt, genügend erklärt. Ehringhaus ist der Ansicht, daß die obengenannte Stelle des Oberschenkels ein Prädilektionssitz für derartige Spontanfrakturen ist.

Über die **Coxitis im Säuglingsalter** berichtet Eckstein. Er demonstriert einen vierjährigen Knaben, bei dem es infolge einer Osteomyelitis zu einer Zerstörung des Schenkelkopfes und zur Spontanluxation gekommen ist. Die Reposition des oberen Femurendes in die schlecht konfigurierte Pfanne war von vollem Erfolg begleitet. Eckstein empfiehlt, auch bei Destruktionsluxationen nach entsprechender Zeit die unblutige Reposition vorzunehmen.

Die **traumatische Coxitis** wird an der Hand von zwei Fällen von Müller besprochen. Er hebt bei dieser Gelegenheit die charakteristischen Unterschiede zwischen traumatischer und tuberkulöser Coxitis hervor. Während die letztere meist kindliche Individuen betrifft, tritt die erstere am häufigsten bei erwachsenen Personen auf. Bei der Coxitis ist das Allgemeinbefinden wesentlich gestört, Temperatursteigerungen sind vorhanden, bei der traumatischen Coxitis fehlen diese Allgemeinerscheinungen. Auch das Röntgenbild vermag einen Aufschluß über die Art der Coxitis zu geben. — Die Versorgung des Hüftgelenks im orthopädischen Apparat und den Wert des Hüftgleitscharniers und des Klappzuges beschreibt Vulpius.

Die **Arthritis deformans juvenilis coxae** scheint, wie neuere Mitteilungen beweisen, nicht so selten zu sein, wie man dies bisher angenommen hat. Perthes berichtet über 6 Fälle aus der Leipziger Poliklinik. Ein Trauma kommt für das Leiden in der Regel ursächlich nicht in Betracht, hingegen lassen sich bisweilen aus den Krankengeschichten bakterielle Hüftgelenksentzündungen nachweisen. Pathologisch-anatomisch findet sich eine Abflachung der Kopfepiphyse zunächst in Kegel-, später in Walzenform. Klinisch bestehen Bewegungsbeschränkungen im Sinne der Abduktion und Rotation bei freier Flexion. Die Gelenkbewegungen, an sich nicht schmerzhaft, können nach längerem Gehen durch Schmerzen gestört werden. Zeitweilig treten auch Schmerzen im Knie auf. Das Leiden neigt zur Progredienz. Ruhigstellung des Gelenkes ist zu vermeiden, Massage und passive Bewegungen sind empfehlenswert. In weit fortgeschrittenen Fällen käme eine operative Behandlung, Modellierung des Schenkelkopfes, eventuell Resektion in Betracht. Weitere Fälle mit ganz ähnlichen Symptomen werden von Poppert, Bibergeil, Wolfsohn und Brandenstein sowie von Waldenström beschrieben.

Die **Arthritis deformans coxae** ist nach Ledderhose eine Erkrankung, welche als ein charakteristisches Symptom der körperlichen Verbrauchtheit anzusehen ist. Ledderhose hält sie für eine trophoneurotische Störung, überwiegend häufig senilen Charakters, welche durch statische Gelenkstörungen, häufige mechanische Einwirkungen und wohl auch gelegentlich einmalige Traumen zur Entwicklung kommt. Die Beschränkung der Innenrotation des gestreckten Hüftgelenks hält er für das erste klinische Zeichen der Erkrankung. Als weitere diagnostische Merkmale kommen später noch die Atrophie der Muskulatur, die Krepitation, die Formveränderung der Knochen und die abnorme Gangart in Frage. Ledderhose meint, daß man durch zweckmäßige Behandlung das Leiden zwar nicht heilen, aber oft genug erheblich bessern könne, und daß Salzbäder einen sehr günstigen Einfluß ausüben. Über einen Heilungsversuch dieser Erkrankung durch Arthroplastik berichtet Bastianelli. Er will mit dieser Operation den veränderten Teil des Gelenkes entfernen, das Fortschreiten des

Leidens aufhalten, der Extremität eine zur Funktion geeignetere Stellung wiedergeben und die Funktion nach Möglichkeit wiederherstellen. Er verwendet zur Operation eine Kombination des Tabakbeutelverfahrens von Ollier, der Arthroplastik von Murphy und der Operation für Ankylosen, die Isaja für die Resektion des Ellbogengelenks angegeben hat. Das Resultat, das er erzielt hat, war in funktioneller Hinsicht noch nach mehreren Monaten ein recht gutes.

Ein recht großes Interesse scheint man in neuerer Zeit der **schnappenden Hüfte** entgegenzubringen. Über die Pathogenese dieses Zustandes äußert sich Mouchet. Er unterscheidet die periartikuläre schnellende Hüfte, gekennzeichnet durch ein Überspringen des Musculus glutaeus maximus über den Trochanter major, und die artikuläre oder die intermittierende Subluxation des Schenkelkopfes, die selten vorkommt. Nach Rocher tritt der Zustand im Alter von 20—30 Jahren meist bei Männern auf. Er hält die schnappende Hüfte stets für eine funktionelle Eigentümlichkeit, nie für eine Krankheit. Das Zustandekommen des Zustandes erklärt Rocher folgendermaßen: Die gespannte Saite, die fibrössehnige Ausstrahlung des Glutaeus maximus gleitet über einen Vorsprung im Trochantergebiet oder dessen Nachbarschaft. Auch Wette hält die willkürliche schnellende Hüfte, verursacht durch das Überspringen des Tractus ileotibialis oder cristofemoralis über den Trochanter, nicht für eine Krankheit, sondern für eine innerhalb der normalen Grenzen liegende bei den meisten Menschen vorhandene bzw. erlernbare Fähigkeit. Sind die Muskelhemmungen, welche normalerweise die Verschieblichkeit des Tractus ileotibialis beschränken, durch Erkrankungen des Muskels oder durch ein Trauma aufgehoben, so kann dadurch das Krankheitsbild der schnellenden Hüfte entstehen. In leichten Fällen mit geringen Beschwerden werden Massage und Übungen der Gesäßmuskulatur nützen. In Fällen mit starken Beschwerden wird die Vernähung des Tractus ileotibialis mit dem Rande des Vastus externus und dem Periost der Hinterfläche des Trochanters, eventuell die plastische Verkürzung der am Tractus ansetzenden Glutaeusfasern einen Erfolg bringen. In ähnlicher Weise äußern sich über Pathologie und Therapie der schnellenden Hüfte mit geringen Modifikationen Heully, Schwahn, Völcker und Nélaton. Die Bedeutung der vorderen Fasern des Glutaeus medius und der Innenrotatoren für die

Bewegungen im Hüftgelenk hebt Mencière hervor. Er benutzt den Tensor fasciae latae zum Ersatz des gelähmten Glutaeus medius bei schlaffer Lähmung und tenotomiert bei spastischer Lähmung die vorderen Fasern des verkürzten oder kontrahierten Glutaeus medius. Vorschläge zur Behandlung der Glutaeuslähmung mittels Nervenplastik werden von Stoffel gemacht. Er hat bei einem 2¾jährigen Kind den peripheren Stumpf des abgeschnittenen gelähmten Nervus glutaeus inferior in den gesunden Nervus ischiadicus eingepflanzt. Über den Enderfolg ist wegen der kurzen seither verflossenen Zeit eine genaue Angabe noch nicht möglich. — Über Veränderungen im Bereiche des Schenkelhalses bei spinaler Kinderlähmung macht Mauclaire Mitteilungen. Er unterscheidet verschiedene Formen dieser Schenkelhalsverbiegungen, die er dadurch erklärt, daß das ganze Bein wie ein Stößer wirkt.

Von den kongenitalen Verbildungen im Bereiche des **Kniegelenks** ist zunächst die **angeborene Luxation** zu nennen, über welche Kuh an der Hand eines Falles, welcher ein 1½ Jahre altes Kind betrifft, Mitteilung macht.

Die **angeborene Patellarluxation** wird in einer größeren Reihe von Arbeiten besprochen. Billon, Tiebach, Wrede und Bastianelli beschäftigen sich mit dieser kongenitalen Deformität. Meist findet sich ein Genu valgum mit der Luxation vergesellschaftet. Diese ist wahrscheinlich eine sekundäre Folge von Gelenkveränderungen, und zwar meist von angeborener ungleicher Entwicklung der Kondylen. Billon unterscheidet zwischen inkompletten, kompletten und intermittierenden Luxationen. Eine operative Behandlung wird nur für diejenigen Fälle empfohlen, welche mit sehr starken Beschwerden einhergehen. In leichteren Fällen genügt stets eine Bandage. Zur Behandlung der habituellen Patellarluxation empfiehlt Göbel folgendes Verfahren: lateraler Längsschnitt durch die Aponeurose, Mobilisierung der Patella, Exzision eines elliptischen Stückes aus der medialen Aponeurose und Vernähung der medialen Wunde, Verlagerung der Patella medialwärts und Einpflanzung des exzidierten elliptischen Lappens in die laterale Wunde. Eine andere Methode hat Borzig vorgeschlagen. Er empfiehlt eine einfache Fixation der Patella durch den um dieselbe schleifenförmig herumgelegten Sartorius. Bisweilen wird noch eine Verkürzung des überdehnten Ligamentum patellae proprium sich als notwendig erweisen. Drei weitere Fälle von habitueller Patellarluxation, von denen zwei operiert worden sind, berichtet Laan, während Owen ein sehr günstiges Resultat nach suprakondylärer Osteotomie mitteilt.

Auf das wichtige Verhalten der Seitenbänder, dem bei der Untersuchung des Kniegelenks meist nicht die genügende Beachtung geschenkt wird, weist Stempel hin. Gerade die Seitenbänder sind oft die Ursache von Funktionsstörungen am Kniegelenk. Ihre Erkrankungen können traumatischer und nichttraumatischer Natur sein. Durch die Verordnnug zweckmäßiger Apparate ist es möglich, die Gebrauchsfähigkeit zu bessern, ja das Leiden bisweilen vollständig zu heilen.

Das **Genu valgum** wird in einem sehr lesenswerten Aufsatze von Heusner an der Hand von guten Abbildungen besprochen. Bezüglich der Frage der Behandlung äußert sich Heusner folgendermaßen: Minderwertig für die Behandlung des Genu valgum sind alle Schienen und Vorrichtungen, die nur bei Tage oder bei Nacht oder gar nur stundenweise angewandt werden. Der etwa erreichte Erfolg geht in der freien Zeit meistens wieder verloren; denn zur Korrektur gehört Wachstumsänderung, und diese kann nur durch lange fortgesetzten und dauernden Druck erzielt werden. Aus demselben Grund sind federnde Korrektionsvorrichtungen, welche bei Bewegungen und beim Umhergehen abwechselnd stärker oder lockerer anziehen, nicht zu empfehlen. Biegsame Seitenstangen, Gummizüge, Spiralfedern leisten beim Genu valgum weniger als starre Schienen mit festem Lederzeug, Stellschrauben, Zahnrad und Schnecke. Unzweckmäßig und schädlich sind alle Apparate, welche nicht vollkommen festsitzen oder dem Knie ein Ausweichen gestatten. Jede Flexion ebenso wie die Überstreckung muß ausgeschlossen sein. Es gibt nur eine Ebene, in welcher ein wirksamer Korrektionsdruck ausgeübt werden kann; diese Ebene bezeichnet Heusner als die Korrektionsebene. Das leicht bewegliche Knie sucht sich aber aus dieser Ebene in raffinierter Weise herauszuwinden. Heusner beschreibt dann die verschiedenen Apparate, welche sich ihm als zweckmäßig erwiesen haben, und empfiehlt neben den Hessing-Apparaten den von ihm eingeführten Filzschienenverband. Was die operative Behandlung des Genu valgum betrifft, so wird die Osteotomie nach Mc Ewen oder die Osteotomie der Tibia nach Schede empfohlen. In seinem Beitrag zum Studium der Ätiologie und Pathogenese des Genu valgum äußert Cocco die Ansicht, daß einige Krankheitsformen aus der Gruppe der Affektionen der Wachstumsperiode, also auch das Genu valgum, einen tuberkulösen Ursprung haben.

Bezüglich der Behandlung der **rachitischen Deformitäten an der unteren Extremität** verdient ein Aufsatz von Lindemann aus der Langeschen Klinik Beachtung. Kommen die Kinder im Frühstadium, also im ersten bis zweiten Lebensjahr, zur Behandlung, so wird das Tragen von Zelluloidstahlschienen verordnet; kommen die Kinder im dritten Jahr, so wird die vorhandene Verbiegung durch eine Zeichnung fixiert. Ist in einem halben Jahre keine Neigung zur Spontanheilung eingetreten, oder hatten die Eltern diese schon vorher nicht beobachten können, oder ist eine Verschlimmerung erfolgt, so wird die Osteoklase vorgenommen. In der Mehrzahl der Fälle kommt dabei eine reine Infraktion zustande. Die Zeit dieser Operation ist das zweite bis vierte Lebensjahr. Bevor man aber die Osteoklase vornimmt, ist es notwendig, sich durch ein Röntgenbild von dem Kalksalzgehalt der Knochen zu überzeugen; denn schon in dieser Zeit kann die Sklerose soweit gediehen sein, daß eine Osteotomie erforderlich ist. Die Osteoklase wird mit dem Lorenzschen Osteoklastredresseur ausgeführt. Nach der Osteoklase wird das Bein für sechs Wochen eingegipst und hierauf werden noch $\frac{1}{4}$—$\frac{1}{2}$ Jahr Tag- und Nachtschienen getragen. Die beigefügten Bilder demonstrieren ausgezeichnete Resultate.

Das **Genu recurvatum** wird in einer ausführlichen Arbeit von Mutel besprochen. Es tritt häufiger bei Mädchen als bei Knaben auf, doppelseitig und einseitig, in letzterem Falle häufiger links. Es entsteht schon während der intrauterinen Entwicklung. Der Unterschenkel ist gegen den Oberschenkel verschieden hochgradig nach vorne abgebogen, die Patella nach außen und oben verschoben, oft atrophisch, die Unterschenkelknochen selbst sind immer gut entwickelt. Die Hauptsymptome sind: Hyperextension des Unterschenkels, Faltenbildung, gewöhnlich vier an der Kniescheibe, Vorspringen der Femurkondylen in der Kniekehle und das Sprungfederphänomen (wegen der Überdrehung der lateralen Kniebänder und Retraktion des Quadrizeps schnellt das redressierte Bein sofort wieder zurück, wenn es nicht fixiert wird). Die Therapie besteht in möglichst baldiger Redression und Fixation, je nach den individuellen Verhältnissen. In veralteten Fällen kann eine Arthrodese des Kniegelenks notwendig werden.

Die **Tuberkulose des Kniegelenks** wird eigentlich nur in ihren Folgezuständen besprochen. Hauptsächlich beschäftigen sich die Autoren mit der Beseitigung der nach Ausheilung der Kniegelenkstuberkulose bestehen bleibenden schlechten Stellung. So empfiehlt Eckstein, der bei Kindern eine streng konservative Behandlung der Kniegelenkstuberkulose durchgeführt wissen will, die Beseitigung der Kontrakturstellung durch eine oder zwei paraartikuläre Osteotomien, ebenso Sinding-Larsen; letzterer rät unter gewissen Umständen zur Keilresektion ohne Verletzung der Epiphysenknorpel mit Verlängerung der Flexorensehnen. Bei winkligen Ankylosen nach ostalen und artikulären Prozessen am Kniegelenk rät Moroni zur keilförmigen Resektion unabhängig von dem Stadium, in welchem sich der Krankheitsprozeß befindet. Über einen Fall von ausgeheilter Kniegelenkstuberkulose mit fast vollkommener Wiederherstellung der Beweglichkeit und einer Verlängerung des Beines um einen Zoll berichtet Addison. Daß die Deformitäten des Kniegelenks, welche bei der Gelenktuberkulose entstehen, die Folge von ungenügender oder schlechter Behandlung sind und meist vermieden werden können, wenn genügend lange Zeit ein fixierender Verband getragen wird, wird von Ducroquet und Veau hervorgehoben. Bei frischen, kurze Zeit bestehenden Kniebeugekontrakturen, welche bei Bewegungsversuchen nicht mehr schmerzhaft sind, wird in der Langeschen Klinik, wie Engelhard mitteilt, das kranke Bein mit dem Becken bis zum Knie und den Kondylen des Femurs eingegipst. An diesem Gipsverband wird ein Bügel aus Bandeisen oder Bandstahl befestigt, der so weit herabreicht, daß er gerade bei Spitzfußstellung von den Zehen noch berührt wird. Ist der Bügel befestigt, dann kann man mittels Bindentouren, die man zweckmäßig um den oberen Teil des Unterschenkels herumlegt, die Kontraktur allmählich strecken. Zur Vermeidung eines Rezidivs empfiehlt es sich, nachts das Kniegelenk mit einer Hülse zu umgeben, bei Tag aber aktive und passive Übungen ausführen zu lassen. Ist die Kniegelenkskontraktur auf diese Weise nicht zu redressieren, so wird die Osteotomie im Gesunden ausgeführt. Über eine Ankylose des Kniegelenks bei einem 20jährigen Mädchen nach Gonorrhöe, bei welchem die operative Mobilisierung unter Benutzung der Amnioninterposition und der Kirschnerschen Trapezmethode mit sehr gutem Erfolge ausgeführt worden ist, berichtet Schmerz.

Über die Behandlung der **Lähmungen des Kniegelenks,** speziell der Quadrizepslähmung, bringt Mencière eine interessante Mitteilung. Er operiert die Quadrizepslähmung folgendermaßen: nach breiter Freilegung mit langem Schnitt von der Mitte des Oberschenkels bis zur Tuberositas tibiae wird aus der Sehne des Tensor fasciae latae seitwärts ein Zipfel, der seine Basis am Unterschenkel hat, losgetrennt. Dieser Zipfel wird vernäht mit einem sehnigen Zipfel des Adductor magnus, der am Condylus internus femoris inseriert. Der nicht abgespaltene Teil des Tensor fasciae latae wird ebenso wie der Sartorius an seinem Ansatz abgetrennt, mobilisiert und gekreuzt durch einen Knopflochschnitt durch die Sehne des Quadrizeps dicht oberhalb der Kniescheibe durchgezogen. Diese Stücke sind so lang, daß sie nach Herumführen um die Ränder der Kniescheibe noch einmal am Ligamentum patellae proprium angenäht werden können. Es ist selbstverständlich, daß die Operation unter Entspannung der Kniestrecker ausgeführt wird. Über einen sehr günstigen Fall von Quadrizepsplastik bei einer 14jährigen Patientin berichtet Großmann. — Einen seltenen Fall von Quadrizepsruptur, den Kaliebe mitteilt, möchte ich hier noch anhangsweise erwähnen.

Die angeborenen Deformitäten im Bereiche des Unterschenkels, speziell der **kongenitale Fibuladefekt,** werden an der Hand eines neuen Falles von Runde ausführlich besprochen. Die sogen. intrauterinen Unterschenkelbrüche hält Turner für eine angeborene Mißbildung infolge von Raumbeengung und Druck auf die untere Extremität im Fruchtsack. Die Operation solcher Fälle ist durchaus nicht immer erfolgreich. In zwei von fünf Fällen hat Turner nach langen Mühen eine Konsolidation der Pseudarthrose erzielen können. Über zwei ähnliche Fälle macht Georg Müller Mitteilung.

Der **kongenitale Tibiadefekt** wird in den Mitteilungen und Demonstrationen von Reichard und Myers beschrieben. Auf eine typische Deformität, die durch ein vermehrtes Wachstum der Fibula bei Tibiadefekt aus irgendeinem Grunde zustandekommt, macht Anschütz aufmerksam. Solche Deformitäten finden sich gar nicht so sehr selten, beispielsweise nach Osteomyelitis der Tibia oder einer Epiphysenlösung am unteren Ende dieses Knochens. Sehr oft kann man durch frühzeitige Osteotomie oder Resektion der Fibula Heilung dieser Deformität erzielen. In anderen Fällen wird es notwendig sein, eine Knochenimplantation vorzunehmen.

Bei **Verkrümmungen an der Tibia rachitischer Kinder,** besonders im unteren Drittel, empfiehlt Poulsen nicht die keilförmige oder lineäre Osteotomie, sondern: nach Bildung eines halbmondförmigen Hautperiostknochenlappens die am stärksten konvexe Partie der Tibia abzumeißeln und den gebildeten Lappen in den Defekt einzulegen. Die auf diese Weise erzielten Resultate sollen recht günstige sein. Auf die Möglichkeit einer Peroneuslähmung nach Unterschenkelosteotomie mit manueller Frakturierung der Fibula weist Wierzejewski an der Hand eines Falles hin. Eine Operation, bei welcher der Nerv freigelegt und durch eine Fischblase isoliert worden ist, besserte den Zustand. Ein Fall von Säbelscheidenform der Tibia bei einer 54 jährigen Patientin mit erworbener Lues wird von Fritsch mitgeteilt. Das Röntgenbild zeigt deutlich luetische Prozesse, Erweichungsherde und reaktive Sklerosierung.

Die **Osgood-Schlattersche Krankheit** wird in mehreren Arbeiten von Jacoulet, Kienböck und Decref besprochen. Jacoulet unterscheidet totale und partielle Brüche und empfiehlt, bei unvollständigen Abreißungen bis zu zwei Wochen zu immobilisieren. Bei totalen Tuberositasfrakturen kommen unblutige und blutige Verfahren zur Anwendung, deren Endziel anatomische und funktionelle Heilung sein muß. Bei starker Dislokation wird man am besten durch Arthrotomie die Gelenkhöhle vom Blut befreien und nach Verschluß des Gelenkes entweder direkt die Tuberositas annageln oder indirekt durch Silberdraht das Ligamentum patellae an die Tibia annähen. Während Jacoulet die Erkrankung, ebenso wie Decref als durch ein Trauma bedingt ansieht, vertritt Kienböck die Ansicht, daß es sich in der größeren Anzahl der Fälle um eine Osteochondritis handelt. Er leugnet aber nicht, daß mitunter auch rein traumatische Schädigungen leichteren Grades, wie dies Osgood und Schlatter behaupten, vorkommen können.

Auf den großen Unterschied im Verlaufe der **Fußgelenkstuberkulose** bei Kindern und Erwachsenen weist Rogers hin, indem er den großen Prozentsatz der bei letzteren notwendig gewordenen Amputationen hervorhebt.

Die **bei Lähmungen** der unteren Extremität sehr häufig zu beobachtende **Auswärtsrotation** wurde von Davis durch eine Operation zu beseitigen versucht. Bei starker Innenrotation des Beines macht er schräg über die hintere Ecke des Trochanter major eine Inzision und schneidet die Fascia lata in einer Ausdehnung von 5 cm ein. Die vordere Wundecke der Fascie wird hierauf an den Trochanter major angenäht. Durch diese Befestigung wird eine starke Raffung der Fascie bewirkt, und das Bein auf diese Weise in Innenrotation gebracht. Eine Apparatbehandlung ist nicht notwendig. Für die Fixation des paralytischen Fußes empfiehlt Sangiorgi die tendinöse Fixation und die Arthrodese vor der Knochenbolzung und meint, daß beide unter Umständen sehr günstige Resultate geben können.

Der großen Bedeutung des **Plattfußes** unter den Deformitäten entsprechend, haben sich wieder eine Reihe von Autoren mit der Pathologie dieses Leidens befaßt. So hebt Meng in seiner Arbeit über die Rolle der langen Unterschenkelmuskeln in der Pathogenese, Prophylaxe und Therapie des Plattfußes die besondere Bedeutung des Flexor hallucis longus hervor. Neben rationell gebautem Schuhwerk, Bewegungs- und gymnastischen Übungen, welche die Abwicklung des Fußes besonders fördern, ist in schweren Fällen eine Verstärkung des geschwächten Flexor hallucis longus auf operativem Wege anzubahnen. Auch Müller ist der Ansicht, daß der statische Plattfuß hauptsächlich zustande kommt durch eine Schädigung der Fußmuskeln zuungunsten der Beuger. Er empfiehlt, die Kinder nicht zu früh laufen zu lassen und von vornherein für breites und genügend hohes Schuhwerk sowie für Fußgymnastik in jeder Form zu sorgen. Bei stärkeren Knochenveränderungen am Fußskelett sind blutige oder unblutige Eingriffe auszuführen. Wie Henneberg und Kirsch hervorheben, werden unter der Bezeichnung „Plattfuß" zwei verschiedene Begriffe verstanden: die Formveränderung und die Funktionsstörung des Fußes. Die beiden Autoren haben bei der Untersuchung der Schüler einer Volksschule gefunden, daß dieselben in hohem Prozentsatz, der von den Unter- zu den Oberklassen ansteigt, bis zu $1/4$ der aus der Schule abgehenden ein abgeflachtes Fußgewölbe haben. Trotzdem nur bei der Hälfte der Plattfüßigen rachitische Symptome zu finden waren, ist die Rachitis doch als Ursache anzusprechen. Der fixierte Plattfuß fehlt unter der Schuljugend nicht vollständig und wird von den Angehörigen als Rheumatismus bezeichnet. Aus dem Zahlenverhältnis der Plattfüßigen unter der Schuljugend und der wegen Plattfuß Militäruntauglichen wird es wahrscheinlich, daß das Fußgewölbe fast nur in der Kindheit einsinkt und später funktionsuntüchtig wird, daß also der Pes valgus staticus oder adolescentium nur die Funktionsstörung des in der Jugend symptomlos aufgetretenen Pes valgus rachiticus ist. Die wirksamste Bekämpfung des Plattfußes, welcher bei jährlich 10 000 Deutschen die Wehrfähigkeit und bei einer noch größeren Anzahl die Erwerbsfähigkeit beeinträchtigt, findet durch die Prophylaxe, durch die Stützung des Fußgewölbes in der Kindheit statt. Der angeborene Plattfuß ist nach Preiser überaus selten, auf 1000 Plattfüße kommen nur 2—3 angeborene. Für die Behandlung des **kongenitalen Plattfußes** werden redressierende Verbände, später Redressement forcé und Apparate empfohlen. Auf das häufige Vorkommen deformierender Arthritis beim Plattfuß, auch schon im jugendlichen Alter, weist Ewald hin. Die tuberkulöse Ätiologie der in Rede stehenden Deformität wird von Poncet und Lériche an der Hand einzelner Fälle und von Gorse und Dautheville durch eine große Reihe von Untersuchungen an 12 000 Soldaten glaubhaft zu machen versucht. Die letzten beiden Autoren haben bei Verfolgung von mit Plattfüßen behafteten Mannschaften während einiger Jahre eine auffallend große Zahl von Soldaten feststellen können, welche an Tuberkulose erkrankt waren. Die mit Plattfuß behafteten Untersuchten waren siebenmal häufiger an Tuberkulose erkrankt als die Gesunden. Weitere Schlüsse aus diesen Untersuchungen zu ziehen, erscheint uns aber recht gewagt. Über den Plattfuß bei Soldaten, „den Pes valgus militaris“, macht Hübscher Mitteilung. Er weist neuerdings darauf hin, wie schädlich das lange Stehen in Pronationsstellung wirkt, und wie sich leicht durch Wiederherstellung der normalen statischen Verhältnisse die Schmerzen und Funktionsstörungen beheben lassen. Auf die bekannte Tatsache, daß nach Verletzungen, Distorsionen und Frakturen in der Nähe des Fußgelenks oft Plattfußbeschwerden auftreten, macht Rochard neuerdings aufmerksam. Für die Hauptursache der statischen Fußgelenkserkrankungen hält Bradford die käuflichen Stiefel. — Was nun die Behandlung des Plattfußes anbelangt, so werden die bekannten Methoden aufs neue empfohlen. Es fehlt nicht an neuen Stiefelmodellen (Lengemann), auch nicht an neuen Plattfußeinlagen (Vulpius), es fehlt nicht an der Empfehlung von Schienen (Forbes) noch an allgemeinen Ratschlägen für die redressierende, mediko-mechanische und gymnastische Behandlung des Plattfußes (Leser, Muskat). Was die operative Plattfußbehandlung anbelangt, so bespricht Müller ein Operationsverfahren von Kausch, welcher aus dem Talus einen wagerecht liegenden breitbasigen Keil und einen ebensolchen aus dem Naviculare, der auf ersterem senkrecht steht, herausmeißelt. Das Resultat dieser Operation ist in kosmetischer und funktioneller Hinsicht ein gutes und dauerndes gewesen. Ferner empfiehlt Wullstein bei der operativen Behandlung des Plattfußes die Entfernung eines Doppelkeils von der Form eines der vierkantigen Pyramide ähnlichen Körpers aus dem Tarsus. Eine außerordentlich fleißige zusammenfassende Arbeit über den Plattfuß und seine Behandlung mit zahlreichen instruktiven Abbildungen und einem sehr reichen Literaturverzeichnis verdanken wir Baisch. Nicht unerwähnt sollen Bemerkungen bleiben, die Köllicker zur Therapie des spastischen Plattfußes gemacht hat, und in denen er die Ausführung von Sehnenplastiken (Verlängerung der Pronatoren und Verkürzung der Supinatoren) empfiehlt.

Der **angeborene Klumpfuß,** über dessen Behandlung man sich allmählich zu einigen scheint, wird in einer großen Reihe von Arbeiten besprochen. Zunächst berichtet Guthrie über das familiäre Vorkommen eines kombinierten Hohlklumpfußes bei 3 Mitgliedern einer Familie. Das unblutige Verfahren der Behandlung vertritt vor allem und auf das energischste Schultze. Nach Redressement des Klumpfußes werden eine Reihe von Hilfsmitteln zur dauernden Retention empfohlen. Ich erwähne die Apparate von Vogel, Schienen- bzw. Gipshülsen von Lamy, Hofmann, Federapparate von Heusner. Ist der Klumpfuß innerhalb von vier Monaten nach dem Redressement unter Sehnendurchschneidung nicht redressiert, so bedarf er, wie Lamy hervorhebt, einer operativen Behandlung. Als solche führte er nach dem Vorgang von Mencière das Evidement des Talus, des Corpus des Calcaneus und des Cuboids aus. Die Vorteile des Verfahrens sind völlige Korrekturmöglichkeit ohne Verstümmelung unter Erhaltung der Gelenkteile und ohne Wachstumsstörung. Die Keilexzision aus dem Tarsus mit Überpflanzung der halben Achillessehne auf den Musculus peronaeus wird von Bülow-Hansen empfohlen. Nach subkutaner Durchtrennung der Plantarfaszien und der Ligamente des Mittelfußes an der Innenseite spaltet Rolands die vom Calcaneus abgelöste Achillessehne in zwei Zipfel, die er an der Innen- und Außenseite am oberen Ende des Fußrückens festnäht. In schweren Fällen fügt er dieser Operation eine Keilexzision aus dem Calcaneo-Cuboidgelenk hinzu. Zur Beseitigung veralteter schwerer Klumpfüße empfiehlt Kirmisson, von einem unmittelbar vor dem Maleolus internus gelegenen 4—5 cm langen parallel zum inneren Sohlenrand geführten Hautschnitt die Musculi tibiales und das Ligamentum laterale internum zu durchtrennen und dann das Gelenk hinter dem Naviculare zum Klaffen zu bringen. Mit einem schmalen Messer werden sämtliche Ligamente möglichst vollkommen durchschnitten und hierauf ein forciertes Redressement eventuell mit Tenotomie der Achillessehne vorgenommen. An einer großen Anzahl von Röntgenbildern demonstriert Vulpius die Veränderungen, welche das Fußskelett sehr schwerer, blutig behandelter angeborener Klumpfüße zeigt. Er spricht sich sehr günstig aus über die Erfolge der Exkochleation des Talus und weist ziffernmäßig nach, daß diese Operation etwas bessere Resultate gibt als die totale Exstirpation des Talus. Genaue Aufschlüsse über diese Verhältnisse finden wir in der ausführlichen Arbeit von Paul Zander II über die Spätresultate der Talusoperationen, speziell der Ogstonschen Operation beim angeborenen Klumpfuß. Nach Zander ist die Exkochleation ein harmloses Verfahren, das weiter erprobt werden sollte. Lamy hat auch sehr gute Resultate bei der Exstirpation des Talus an einer großen Anzahl von Fällen erhalten. Die Einwärtsrotation des Unterschenkels nach der Behandlung des angeborenen Klumpfußes beeinträchtigt recht oft das gute Resultat. Soule hält diese Einwärtsrotation für die Folge des Fortbestehens der Fußdeformität. Zur Beseitigung dieser Einwärtsrotation hat Pürckhauer in 5 Fällen nach erfolgter Korrektur die quere Osteotomie der Tibia in der Höhe des größten Torsionsradius unter Erhaltung der Fibula ausgeführt und dann das distale Ende des Unterschenkels so weit nach außen gedreht, bis die gewünschte

Außenrotation des Beines erreicht war. — Wichtig ist eine sorgfältige Anlegung des Gipsverbandes, der zunächst 14 Tage, dann 4 Wochen liegen bleibt. Während der Nachbehandlung tragen die Patienten nachts die Langesche Zelluloidaußenschiene, tagsüber eine Einlage im Schuh. Die Erfolge sind sehr gut.

Von den übrigen Deformitäten des Fußes findet der **idiopathische Hohlfuß** eine ausführliche Darstellung durch Ernst Müller. Er versteht unter dem idiopathischen Hohlfuß dasjenige Leiden, das allein in einer vermehrten Wölbung des Fußes besteht und sich ohne uns bekannte Ursache ausgebildet hat. Neben der hohen Fußwölbung findet sich meist eine Schlottrigkeit im Talo-Tarsal- bzw. Chopartschen Gelenk, welche wohl der Grund für die Schmerzen ist; meist findet sich auch eine starke Dorsalflexion der Zehen. Für den Sitz der Erkrankung hält Müller das Bindegewebe und speziell die Plantaraponeurose, ähnlich wie bei der Dupuytrenschen Fingerkontraktur die Palmarfascie. Trotzdem bleibt die Pathogenese des idiopathischen Hohlfußes ungeklärt. In leichten Fällen empfiehlt er Tenotomie der Plantarfaszie mit nachfolgendem redressierenden Verband, in schweren Fällen die Exstirpation der Plantaraponeurose und Keilexzision aus dem Tarsus. Die Gefahr eines danach entstehenden Plattfußes wird durch eine Einlage beseitigt. Einen Beitrag zur Therapie des paralytischen Hohlfußes bringt Galeazzi. Er durchschneidet alle am Fersenbeinhöcker ansetzenden Weichteile, und falls das nicht genügt, wird noch die Syndesmyotomie des Chopartschen Gelenkes mit einem feinen Tenotom ausgeführt. Hernach läßt sich auch in sehr schweren Fällen die Hohlfußstellung mit dem Stilleschen Osteoklasten vollkommen und rasch korrigieren. In einzelnen Fällen aber ist es doch nötig, das Fersenbein umzumodellieren, um dem Fuß eine normale Form und der transplantierten Sehne eine genügende Spannung zu geben. Zu diesem Zwecke wird eine krummlinige Osteotomie des Fersenbeines ausgeführt, das untere Fragment nach hinten gedreht und die Achillessehne oder die zu transplantierenden Sehnen daran befestigt. In 8 Fällen gab es eine gute Heilung mit funktioneller Umbildung des operierten Fersenbeines.

Der **Vorderfußschmerz,** die Metatarsalgie, wird auch in diesem Jahr wieder des öfteren beschrieben. Forbes gibt einen ausführlichen Überblick über das Symptomenbild und die Geschichte der Mortonschen Krankheit. Er erklärt diesen Symptomenkomplex so, daß eine Erschlaffung der Bänder und eine Schwäche des querlaufenden Sohlenmuskels die Metatarsalköpfchen einsinken lassen. Die dünne Haut unter diesen Köpfchen verträgt den Druck nicht, noch weniger aber die sich nun bildende Schwiele. Auf nervöser Basis erfolgt eine Reizung der Zehenstrecker mit Dorsalflexion in den Zehengrundgelenken, Subluxation und verstärkter Senkung der Köpfchen. Deshalb schlägt Forbes vor, die Sehnen des langen Sehnenstreckers von den Phalangen abzutrennen und an dem Köpfchen der Metatarsen zu fixieren. Die kurzen Strecker genügen zur Erhaltung der Streckstellung der Zehen, das vordere Fußgewölbe aber wird auf diese Weise wieder hergestellt. Bezüglich der Frage nach dem Querbogen, der durch die Metatarsalköpfchen gebildet wird, äußert Bär folgende Ansicht: Der Querbogen durch die vorderen Metatarsalköpfchen mit Stützpunkt auf dem ersten und fünften Metatarsus ist die Norm. Dieser Querbogen ist durch Vererbung, durch Erwerbung bei verschiedenen Individuen verschieden stark ausgeprägt. In der Regel sinkt das Gewölbe mit zunehmendem Alter ein. Dieses Einsinken ist individuell nach Art und Grad verschieden und kann so weit gehen, daß der Bogen gleichsam das Spiegelbild des normalen Bogens wird. Nach Ritschl ist der Vorderfußschmerz weniger zurückzuführen auf ein Einsinken des vorderen Fußgewölbes als auf einen Druck, welchen diese Partie durch die aufgebuchtete innere Fußsohle erfährt. Eine andere Erklärung bringt Bolton. Die Metatarsalgie besteht in Schmerzanfällen, die von der Basis der vierten Zehe ausgehend nach der Wade und dem Oberschenkel ausstrahlen können, und die ihren Grund haben in dem Druck des Metatarsalköpfchens auf den Verbindungszweig der Endäste des Nervus plantaris internus und externus. Charakteristisch ist, daß die Schmerzanfälle nach Ausziehen der Schuhe sofort nachlassen. Die Therapie kann in Resektion des Köpfchens bestehen und hatte in allen Fällen, in denen sie ausgeführt wurde, einen dauernden Erfolg.

Der **Calcaneussporn** wird in einer größeren Reihe von Arbeiten eingehend besprochen, ohne daß den bisher bekannten Tatsachen wesentlich neue hinzugefügt worden wären. Ich nenne hier die Arbeiten von Brüll, Chrysospathes, Simon, Berry, Reclus, Mohr und Covisa.

Was schließlich die **Zehendeformitäten** anbetrifft, so sind zu erwähnen die Mitteilungen von Pürckhauer, welcher zur Behandlung von Hammerzehen das Tragen von kleinen Zehenplatten empfiehlt, auf welchen die verkrüppelten Zehen mit schmalen Gurtbändern festgebunden werden; ferner eine Arbeit von Natzler, der eine Anzahl von Apparaten zur mechanischen Behandlung von Zehen- und Fingerdeformitäten beschreibt, und schließlich ein kasuistischer Beitrag von Bienvenue über einen Knaben, der beiderseits eine abnorm zurückstehende fünfte Zehe aufwies. Das Röntgenbild zeigte ein deutliches Zurückbleiben des Cuboids im Wachstum hinter den anderen Fußwurzelknochen. Einen Fall von partiellem Riesenwuchs der rechten ersten bis dritten und der linken zweiten und dritten Zehe bei einer 22jährigen Patientin demonstriert Hörz.

Berichtigung.

Auf Seite 56, Zeile 9 von unten, muß es heißen Couvelaire statt Convelaire.
Auf Seite 64, Zeile 10 von unten, muß es heißen Lotlinie statt Notlinie.

Literaturnachweis.

v. Aberle, Kongenitale Defektbildung an der unteren Extremität. Orthop. Kongr. 1911.

Adams, The importance of the vertical or articular processus of the vertebra in the production of congenital scoliosis. Boston med. and surg. Journ. **CLXII**, Nr. 17. Ref.: Zeitschr. f. orthop. Chir. **28**, S. 313.

— A case of scoliosis relived by operation of the transverse process of one of the vertebra. Amer. Journ. of Orthop. Surg., Nov. 1910, Nr. 2.

Addison, Old healed tuberculous disease of knee joint with increase in lengths of the limb. Prov. of the Royal Soc. of Med., 25. Nov. 1910. Ref.: Zeitschr. f. orthop. Chir. **28**, S. 546.

Algyogyi, Ein seltener Fall von Mißbildung an der oberen Extremität. Fortschr. auf d. Gebiete der Röntgenstr. **16**, Heft 4, S. 286.

Allison, The treatment of the paralysis of the extremities. The Americ. Journ. of Orthop. Surgery **VIII**, 1.

Anschütz, Über vermehrtes Wachstum der Fibula bei Tibiadefekt. Vereinigung nordwestdeutscher Chirurgen, 8. Juli 1911. Zentralbl. f. Chirurgie 1911, Nr. 36.

D'Antona, Sulla cura moderna della tuberculosi chirurgica, spec. delle parti molli. La Riforma medica, 1. gennaio 1911. Ref.: Zentralbl. f. Orthopädie 1911, Heft 8, S. 822.

Anzilotti, Sopra una deformita del polso tipo Madelung. VI. Kongr. der Ital. Orthop. Ges., Rom, 7. April 1911.

Arcangeli, Osteomalacie, rachitisme et maladie osseusse de Paget. Arch. gén. de Méd. 1910, S. 321. Ref.: Zeitschr. f. orthop. Chir. **28**, S. 272.

Ardin-Delteil et Coudray, Premiers cas de spondylite typhique observés en France. Un cas de spondylite typhique infantile. La Pathologie infantile, 15. Sept. 1911, S. 193. Ref.: Zeitschr. f. orthop. Chir. **28**, S. 628.

Artom, Osteomalacia e rachitismo. Arch. Ital. de Biologie **59**, Dez. 1910. Ref.: Zeitschr. f. orthop. Chir. **29**, S. 299.

Astramonoff, Myositis ossificans traumatica. Diss. München 1910.

Axhausen, Kritisches und Experimentelles zur Genese der Arthritis deformans. Freie Vereinigung der Chirurgen Berlins. Ref.: Zentralbl. f. Chir., Nr. 1, 1911.

— Der jetzige Stand der Lehre von der freien Knochenüberpflanzung. Ergeb. d. wissenschaftl. Med., Dez. 1910, Heft 3.

— und Pels, Experimentelle Beiträge zur Genese der Arthritis deformans. Dt. Zeitschr. f. Chir. **110**, S. 515.

Bab, Die Behandlung der Osteomalacie mit Hypophysenextrakt. Münch. Med. Wochenschr. 1911, Nr. 34.

Bade, Die Behandlung langdauernder spondylitischer Lähmungen. Orthop. Kongr. 1911.

Bähr, Zur Frage nach den Querbogen durch die Metatarsalköpfchen. Arch. f. Orthop. **X**, S. 132, 1911.

Baetzner, Zur Trypsinbehandlung der chirurgischen Tuberkulose. Arch. f. klin. Chir. **95**, S. 89.

Baginsky, Zur Kasuistik der Poliomyelitis epidemica. Deutsche Med. Wochenschr. Nr. 1911, 4.

Baisch, Der Plattfuß. Ergeb. d. Chir. u. Orthop. **4**. 1911.

— Die Behandlung der chirurgischen Tuberkulose, besonders der tuberkulösen Lymphome mit Röntgenstrahlen. Versamml. dt. Naturforscher u. Ärzte, Karlsruhe 1911. Ref.: Münch. Med. Wochenschr. 1911, Nr. 41.

Bamberg, Osteopsathyrosis congenita und tarda. Verein f. innere Medizin und Kinderheilkunde, Berlin, 26. 6. 1911.

Bardenheuer, Die heliotropische Behandlung der peripheren Tuberkulose, besonders der Knochen und Gelenke. Deutsche Zeitschr. f. Chirurgie **112**, S. 135.

— Die Entstehung und Behandlung der ischämischen Muskelkontraktur und Gangrän. Deutsche Zeitschr. f. Chir. **108**, Heft I und II.

Bartow und Plummer, The use of intra-articular silk ligaments for fixation of loose joints in the residual paralysis of anterior poliomyelitis. American Journ. of Orthop. Surg. 1911, Aug.

Bastianelli, Cura cruenta della lussazione congenita della rotula. R. Accad. Med. di Roma, 26. gen. 1911. Ref.: Zentralbl. f. Orthop. 1911, S. 311.

— Un tentativo di cura dell' osteoartrite deformante dell'anca mediante artroplastica. Rev. osped. 1911, 1, Nr. 1. Ref.: Zentralbl. f. Orthop. 1911, S. 334.

Bauer, Multiple progressive Myositis ossificans. Ges. f. innere Medizin und Kinderheilkunde in Wien, 9. 11. 1911. Ref.: Münch. Med. Wochenschr. 1911, Nr. 48.

Baum, Tabische Arthropathie der Schulter. Med. Ges. zu Kiel, 29. 6. 1911. Ref.: Med. Klinik 1911, Nr. 36, S. 1406.

Baumann, Angeborene Verwachsung der Endphalangen mit den Mittelphalangen. Ärztl. Verein Essen-Ruhr, 17. 1. 1911. Ref.: Berl. Klin. Wochenschr. 1911, Nr. 10.

Beck, Cervicalrippe. Deutsche Med. Ges. in Chicago, 15. 12. 1910. Ref.: Münch. Med. Wochenschr. 1911, Nr. 15.

Becker, Der Sehnenraffer (Tenoplicator), ein neues Instrument zur sicheren und schnellen Sehnenverkürzung, sowie zur Naht durchtrennter Sehnen und Ligamente. Münch. Med. Wochenschr. 1911, Nr. 41.

— Beitrag zur Bibliographie und Geschichte der akuten und chronischen epidemischen Kinderlähmung. Dissertation Bonn 1911.

Bell, John, Cloven feet and hand. The Lancet, 7. Jan. 1911.

Beresnegowski, Über angeborene Mißbildungen der Extremitäten. Wratschebnaja Gaz. 1911, Nr. 8. Ref.: Zentralbl. f. Chir. 1911, S. 740.

Berger, Zur Konstruktion und Fabrikation der Zanderschen Apparate nebst ihrer Verbreitung. Arch. f. Orthop. **10**, S. 26.

Bergrath, Syphilitische Erkrankungen im Röntgenbilde. Arch. f. Dermatologie und Syphilis 1910, Heft 2. Ref.: Med. Klinik 1911, Nr. 33, S. 1287.

Berry, Exostosis of the os calcis. Albany Med. Annals. **32**, Nr. 10, 1911. Ref.: Zentralbl. f. Chir. 1911, S. 1591.

Bibergeil, Osteoarthritis deformans juvenilis coxae. Ges. d. Charité-Ärzte, Berlin, 2. 3. 1911. Ref.: Berl. Klin. Wochenschr. 1911. Nr. 15.

— Über doppelseitigen angeborenen Schulterblatthochstand. Zeitschr. f. orthop. Chir. **28**, S. 104.

— Doppelseitiger angeborener Schulterblatthochstand. Berl. Orthop. Ges. 5. Dez. 1910.

Bienvenue, Malformation symmétrique des petits orteils. Rev. d'Orthop. 1911, Nr. 1.

Biesalski, Leitfaden der Krüppelfürsorge. Leipzig 1911.
— Pediatrie und Orthopädie. Jahrbuch d. Kinderheilkunde 1911, Nr. 74.
Bilhaut, Coxalgie, quelques notes sur son traitement. Ann. de Chir. et d'Orthop. **23**, S. 321 und 353.
Billon, Luxation congénitale de la rotule. Gaz. des Hôpt. 1910, S. 575.
Bircher, Ein Beitrag zum Humerus varus cretinosus. Fortschr. a. d. Gebiete der Röntgenstr. 1911, **16**, S. 325.
— Die Anwendung der Beckschen Wismutpaste. Med. Klinik 1910, Nr. 51.
Blanchard, Wallace, Coxa vara. Americ. Journ. of Orthop. Surgery **8**, Heft I.
Bloodgood, Benign bone cysts, ostitis fibrosa, giantcell sarcoma and bone aneurysm of the long pipe bones. Transactions of the American Surg. Ass., Philadelphia 1910. Ref.: Zeitschr. f. orthop. Chir. **28**, S. 562.
Blos, Behandlung tuberkulöser Fisteln mit Zimtsäureallylester. Versammlung deutscher Naturforscher und Ärzte, Karlsruhe 1911. Ref.: Münch. Med. Wochenschr. 1911, Nr. 41.
Blümel, Abnormes Längenwachstum in den langen Röhrenknochen bei hereditärer Lues. Diss. München 1911.
Böcker, Die Spätfolgen der Knochenbolzung beim paralytischem Gelenk. Orthop. Kongr. 1911.
— Die Erfolge der Sehnenentspannung bei Lähmungsdeformitäten. Deutsche Med. Wochenschr. 1911, Nr. 29.
Böhm, Die Bedeutung der Rachitis für die Ätiologie der jungendlichen Rückgratsverkrümmungen. Berl. Med. Ges. 11. 1. 1911. Ref.: Münch. Med. Wochenschr. 1911, Nr. 3.
— Über die Rachitis als ursächliches Moment für die Rückgratsverkrümmungen. Berl. klin. Wochenschr. 1911, Nr. 6.
— Belastungsdeformitäten. Orthop. Kongr. 1911.
Boettger, Zur Technik und Indikation des Gipsverbandfensters. Chir. Kongr. 1911.
Bolognesi, Dell trattamento conservativo della tuberculosi chirurgica. Arch. Internat. de Chir. **5**, Heft 2, 1911.
Bolton, Über die Mortonsche Form der Metatarsalgie. Mitteil. a. d. Grenzgeb. der Med. u. Chir. **22**. Heft 2.
— Stiff joints, vauses and treatment. Nottingham Medico Chirurgical Soc. Lancet, 6. Mai 1911.
Bowlby, The formation of bone in periosteum separated by injury. Lancet, March 25, 1911. Ref.: Zentralbl. f. Orthop. 1911, S. 396.
Boyd, Congenital absence of chondro-sternal portion of right pectoralis major and of the greater part. of pectoralis minor. Proc. of the Royal Soc. of Med. 23. 1. 1911. Ref.: Zeitschr. f. orthop. Chir. **28**, S. 549.
Brackett, Study of the relation between clinical evidence and pathological in spinal caries. Amer. Journ. of Orthop. Surg., Nov. 1910, Nr. 2.
Braczinski, Zur Röntgendiagnostik tuberkulöser Herde im Calcaneus. Dissertation Freiburg 1911.
Brade, Kasuistischer Beitrag zur Kenntnis der Knochenzysten. Münch. Med. Wochenschr. 1911, Nr. 27.
Bradford, Scoliosis. Boston med. and surg. Journ., 13. 10. 1910. Ref.: Zeitschr. f. orthop. Chir. **28**, S. 315.
— Treatment of flat-foot. The American Journ., of Orthop. Surg. **8**, Nr. 3.
— The operative treatment of paralysis of the shoulder following anterior poliomyelitis. The Americ. Journ. of. Orthop. Surgery VII, 1.
Bramwell, Epidemic Poliomyelitis. British Med. Journ., 18. 2. 1911. Ref.: Zentralbl. f. Orthop. 1911, S. 358.

Brandes, Über Trypsinanwendung in der Behandlung chirurgischer Tuberkulose. Münch. Med. Wochenschr. 1911, Nr. 28.
— Über Behandlung von Fisteln mit Beckscher Wismutsalbe. Deutsche Zeitschrift f. Chir. **108**, S. 221.
— Zur Madelungschen Deformität des Handgelenks. Zeitschr. f. orthop. Chir. **28**, S. 392.
Broca, Froelich, Mouchet, Guisez, Terrien, Chirurgie des enfants. Paris 1911. Baillière & Fils.
Brösamlen, Über Schädigungen des Herzens durch dauerndes Tragen fester Stützkorsetts. Mitteil. a. d. Grenzgeb. d. Med. und Chir. **23**, Heft 2, S. 333.
Brown, A portable apparatus for applying jackets in hyperextension. Amer. Journ. of orthop. Surg., Nov. 1910, Nr. 2.
Brückner, Demonstration einer Mißbildung. Ges. f. Natur- und Heilkunde in Dresden, 8. 10. 1910. Ref.: Deutsche Med. Wochenschr. 1910, Nr. 51.
Brüll, Über den Calcaneussporn. Dissertation Bonn 1911.
v. Brunn, Chirurgische Krankheiten der unteren Extremitäten. II. Hälfte, Deutsche Chirurgie. 1910.
Buccheri, Chirurgische Behandlung der Gelenkdeformitäten. Zeitschr. f. orthop. Chir. **28**, S. 114.
— Un caso di retrazione muscolare ischemica. VII. Kongr. di Pediatria Italiana, Palermo, April 1911. Ref.: Zentralbl. f. Orthop. 1911, S. 454.
Buckley, Osteoarthritis and its relation to chronic rhumatism. Proc. of the Royal Soc. **4**, Nr. 4, 1911.
Bülow-Hansen, Über operative Behandlung des angeborenen Klumpfußes. Zentralbl. f. Chir. 1911, Nr. 40.
Calot, Die Behandlung tuberkulöser Gelenke. Französ. Chir. Kongr. 1911. Ref.: Zentralbl. f. Chir. 1911, S. 1097.
Calvé und Gauvain, The treatment of tuberculous abscesses of bony origin by conservative methods. The technique of aspiration. Lancet, 5. 3. 1910. Ref.: Zeitschr. f. orthop. Chir. **28**, S. 299.
Calzolari und Spargella, A proposito di capsule surrenali e di osteomalacia. Accad. delle Scienze med. e naturali. 30 giugno 1910. Ref.: Zentralbl. f. Orthop. f. 1911, S. 308.
Carling und King, A case of typhoid spine. Lancet, 23. 3. 1910.
Caro, Über Hessingverbände in der Kassenpraxis. Orthop. Kongr. 1911.
Cassel, Die kongenitale Femurmißbildung. Zeitschr. f. orthop. Chir. **29**, S. 129.
Chapple, A consideration of some cases of advanced tubercular joints treated by ileocolostomy. With remarks by Dr. Distaso, assistant to Prof. Metschnikoff. Lancet, 29. 3. 1911.
Chaput, Ankylose du coude. Résection économique du coude, réalisation d'une nearthrose serrée au moyen de l'interposition d'une lame cellulo-adipeuse prise de la cuisse. Bull. et Mém. de la Soc. de Chir. de Paris 1911, Nr. 16, Mai 2.
Chiari, The relation of the amnion to the origin of human malformations. Bulletin of the Johns Hopkins Hospital. Baltimore, February 1911. Ref.: Zeitschr. für orthop. Chir. **28**, S. 307.
Chlumsky, Ein neuer Beitrag zur Ätiologie der Skoliose. Zentralbl. f. Chir. 7. 12. 1911.
— Beiträge zur Ätiologie und Therapie der kongenitalen Hüftgelenksluxation. Zentralbl. f. Orthop. 1911, S. 390.
Chrysospathes, Der Occipitumdorn, ein Beitrag zum Calcaneussporn. Deutsche Zeitschr. f. Chir. 1911, S. 110.

Chrysospathes, Zur Behandlung der Sternumvorwölbungen, resp. Hühnerbrust. Zentralbl. f. Orthopädie 1911, S. 386.
Ceresole, Artriti et miositi blenorragiche: loro cura con raggi Röntgen. Riv. Veneta di Scien. Med. 1910, 5. Ref.: Zentralbl. f. Orthop. 1911, S. 431.
Cocco, Contributo allo studio delle etiologia et patogenesi dell' genu valgum e della talalgia. Gaz. internaz. di Med. e Chir. 1910, Nr. 20. Ref.: Zentralbl. f. Orthop. 1911, S. 335.
Codet - Boise, Déformation symmétrique des deux poignets du type Dupuytren-Madelung. Rev. d'orthop. 1911, p. 35.
Codivilla, Sul trattamento delle paralisi spastiche. VI. Kongr. der Ital. Orthop. Ges. Rom, 7. April 1911.
— Sul trapianto osseo libero. Revista de la Sociedad Medica Argentinia 1910, S. 629. Ref.: Zeitschr. f. orthop. Chirurgie 1911, S. 566.
Cohn, Max, Zur Frage des sogen. Schulterblatthochstandes. Berl. Klin. Wochenschrift, 1911, Nr. 25.
Corner, Case of osteitis deformans. Proceed. of the Royal Soc. of Med., June 1911. Ref.: Zeitschr. f. orthop. Chir. **29**, S. 302.
de Cortes, Klinischer und histologischer Beitrag zur Lobsteinschen Osteopsathyrosis. Zeitschr. f. orthop. Chir., **29**, S. 402.
Coudray, Coxotuberculose et son traitement. Rev. de Chir. **43**, S. 420. Ref.: Zeitschr. f. orthop. Chir. **29**, S. 649.
Couvelaire, Hématomes du sternomastoidien et torticollis par myopathie congénitale. Rev. d'Orthop. **22**, S. 1. Ref.: Zentralbl. f. Orthop. 1911, S. 364.
Covisa, Un caso de talalgie de origen sifilitico. Actas Dermo-Sifiliograficas **3**, 1911, Nr. 3. Ref.: Zentralbl. f. Orthop. 1911, S. 484.
Mc Crae, Typhoid spine, with the report of two additional cases with bony changes in the vertebrae. Bull. of the Johns Hopkins Hospital 1911, März. Ref.: Zentralbl. f. Chir. 1911, S. 774.
Cramer, Beitrag zur operativen Behandlung kongenitaler Vorderarmknochendefekte. Zentralbl. f. Orthop. **V**, Heft 11.
— Über die Behandlung der rachitischen Extremitätenverkrümmungen. Orthop. Kongr. 1911.
— Über Wesen und Behandlung der Osteomalacie. Münch. Med. Wochensch. 1911, Nr. 8.
— Über seltene Luxationen und Subluxationen des Hüftgelenks. Arch. f. Orthop. **11**, 1911, S. 26.
Curschmann, Über Osteomalacia senilis und tarda. Med. Klinik 1911, Heft 41.
Curtillet und Lombard, Deux cas de rheumatisme tuberculeux polyarticulaire avec localisations vertébrales; Arthrites cervicales aigues, suivies l'une de luxation pathologique, l'autre de mal de Pott. Rev. d'Orthop. 1911, Nr. 5, S. 385.
Danis, De l'emploi de la toile métallique moulée et enrobée dans l'éxécution des appareils d'immobilisation. La Presse Med. Nr. 1911, 29. Ref.: Zentralbl. f. Orthop. 1911, S. 360.
Davis, The treatment of paralytic outward rotation of the foot. Amer. Journ. of orthop. Surg. Aug. 1911.
Decref, Enfermedad de Schlatter. III. Congresso Espannol. de Chirurgia, Madrid. Ref.: Zeitschr. f. orthop. Chir. **28**, S. 359.
Delchef, La métode de Lorenz pour le traitement ambulatoire de la coxalgie (métode ancylosante). Ann. de Chir. e d'Orthop. **25**, Nr. 5, S. 131.
Delitala, Sopra un caso displasia ossea. Arch. di Orthop. **17**, Fasc. VI. 1910. Ref.: Zeitschr. f. orthop. Chir. **28**, S. 275.

Dencks, Röntgenstrahlen bei Knochentuberkulose. Ärztl. Verein Hamburg 11. Mai 1911. Ref.: Münch. Med. Wochenschr. 1911, Nr. 17.

Dibbelt, Beiträge zur Histogenese des Skelettgewebes und ihrer Störungen. Zieglers Beiträge zur path. Anat. und allg. Pathologie **50**, Heft 3.

— Die experimentelle Erforschung der Rachitis. Ergebnisse d. wissenschaftl. Med. Jahrg. 2, Heft 2, 1910/11.

Diem, Ein Fall von multipler Gelenkentzündung nach einer probatorischen Tuberkulininjektion von 0,5 mg. Münch. Med. Wochenschr. 1911, Nr. 5.

Dietz, Die radio-ulnare Synostose. Eine seltene angeborene Mißbildung der Ellbogengegend. Fortschritte a. d. Gebiete der Röntgenstr. **16**, Nr. 1.

Donati, Della coxa vara consecutiva a fratture del collo del femore, con speciale riguardo alle fratture nell' età giovanile. Arch. di Orthopedia, Jahrgang XXVII, Heft 3 und 4, 1910.

Dreifuß, Asymmetrische Körperentwicklung. Ärztl. Verein Hamburg, 7. 6. 1910. Ref.: Deutsche Med. Wochenschr. Nr. 1910, 46,.

Drey, Zusammenhang des Längenwachstums mit der Knochenkernbildung. Ges. f. innere Med. und Kinderheilk. in Wien, 8. 6. 1911. Ref.: Münch. Med. Wochenschr. 1911, Nr. 28.

Dreyer, Zur Technik der Sehnennähte. Erwiderung auf den gleichlautenden Artikel von von Frisch. Archiv f. klin. Chir. **95**, S. 242.

— Über die Möglichkeit sofortiger Bewegungsaufnahme nach Sehnennaht. Beitr. z. klin. Chirurgie **70**, Heft 2 und 3, S. 581.

— Experimentelle Untersuchungen zur Therapie der akuten eitrigen Gelenkentzündung. Beiträge z. klin. Chirurgie **75**, Heft I.

Drinberg, Etel, Die Gicht im Röntgenbilde, zur Differentialdiagnose gegenüber dem chronischen Gelenkrheumatismus. Diss. Berlin 1911.

Duclaux und Schützenberger, Le bain d'air chaud dans le traitement des ankyloses. Le Méd. Prat. 1911, S. 5. Ref.: Zeitschr. f. orthop. Chir. **28**, S. 296.

Ducroquet und Veau, Les déviations du genou dans la tumeur blanche de cette articulation. Causes, Prophylaxie. Arch. de Méd. des enfants 1911, Nr. 4. Ref.: Zentralbl. f. Orthop. 1911, S. 410.

Durante, Myosite congénitale du sterno-mastoidien. Soc. Anat. de Paris, 19. 6. 1911, S. 340. Ref.: Zeitschr. f. orthop. Chir. **29**, S. 622.

Duroux, Greffes et anastomoses nerveuses. Lyon Médicale 1911, Nr. 40.

Duroux, Technique des greffes nerveuses. Lyon Méd. 1911, Nr. 42, S. 760. Ref.: Zentralbl. f. Chir. 1911, S. 1703.

Ebstein, Über angeborene, familiär auftretende Mißbildungen an den Händen. Mitteilungen aus d. Grenzgeb. der Med. und Chir. **22**, S. 606.

— Zur klinischen Verwertung der Überstreckung von verschiedenen Gelenken. Med. Ges. zu Leipzig, 25. 6. 1911. Ref.: Münch. Med. Wochenschr. 1911, Nr. 47.

Eckert, Chronischer Gelenkrheumatismus. Ges. der Charité-Ärzte, Berlin, 3. 11. 1910. Ref.: Berliner Klin. Wochenschr. 1911, Nr. 2.

Eckstein, Über Säuglingscoxitiden mit Spontanluxation. Verein deutscher Ärzte in Prag, 27. 10. 1911. Ref.: Berl. Klin. Wochenschr. 1911, Nr. 47, S. 2138.

— Paraartikuläre Osteotomie bei Kniegelenksankylosen. Verein deutscher Ärzte in Prag, 24. 1. 1911. Ref.: Berl. Klin. Wochenschr. 1911, Nr. 11.

— Über paraartikuläre Korrektur der Kniegelenksankylosen tuberkulösen Ursprungs. Prager Med. Wochenschr. 1911, Nr. 19.

Edloff, Deformitäten des oberen Femurendes bei angeborener Hüftgelenksluxation. Diss. München 1911.

Ehringhaus, Spontanfrakturen am unteren Femurende nach tuberkulöser Coxitis. Berl. Orthop. Ges, 6. 2. 1911.
— Ossärer Schiefhals als Teilerscheinung anderer Anomalien. Orthop. Kongreß 1911.
— Eine Prädilektionsstelle für Spontanfrakturen bei tuberkulöser Coxitis. Berl. Klin. Wochenschr. 1911, Nr. 11.
— Über Dornfortsatzfrakturen. Berliner Klin. Wochenschr., 1911, Nr. 38, S. 1707.
v. Eiselsberg, Knochentuberkulose und Sonnenlichtbehandlung. K. K. Ges. d. Ärzte in Wien, 16. 6. 1911. Ref.: Münch. Med. Wochenschr. 1911, Nr. 29.
Ely, Leonhard, Joint tuberculosis in children. American Journ. of orthop. Surgery, Aug. 1911.
Enderlen, Transplantationen. Vereinigung der bayr. Chirurgen, München, 1. 7. 11. Ref.: Münch. Med. Wochenschr. 1911, Nr. 32.
— Überpflanzung von Kniegelenken. Chir. Kongr. 1911. Ref.: Zentralbl. f. Chir. 1911, S. 37.
Engel, Coxa vara adolescentium nicht als Unfallfolge anzusehen. Ärztl. Sachverst. Zeitung, 1911, Nr. 18.
Engelhard, Zur Behandlung der Kniebeugekontraktur. Zentralbl. f. Orthop., Nov. 1911.
Erlacher, Vorstudien zur Pathologie der motorischen Nervenendigungen. Zeitschr. f. orthop. Chirur. **28**, S. 526.
Ewald, Über Gelenkerkrankungen bei Syringomyelie. Zeitschr. f. orthop. Chir. **29**, S. 530.
— Über die Arthritis deformans des Schultergelenks und die bei ihr vorkommenden Knochenverbildungen, insbesondere den Humerus varus. Zeitschr. f. orthop. Chirur. **28**, S. 168.
— Plattfußschmerzen und Arthritis deformans. Berl. Klin. Wochenschr. 1911, Nr. 15.
Exner, Littlesche Krankheit. K. K. Ges. der Ärzte in Wien, 10. 11. 11. Ref.: Münch. Med. Wochenschr. 1911, Nr. 49, S. 2649.
Fairbank, Congenital elevation of the scapula. British Med. Journ. 1911, Nr. 2658, S. 1433.
Falkenstein, Zur Heilung des akuten Gichtanfalles und der chronischen Gelenkgicht. Med. Klinik 1911, Nr. 45.
Feiss, Adress on infantile paralysis. Cleveland Med. Journ. **10**, S. 119, 1911. Ref.: Zeitschr. f. orthop. Chir. **29**, S. 315.
Fick, Handbuch der Anatomie und Mechanik der Gelenke unter Berücksichtigung der bewegenden Muskeln. III. Teil. Jena 1911.
Fischer, Leopold, Zur Fensterbildung bei Gipsverbänden. Wiener Med. Wochenschrift 1911, Nr. 27.
Fitzwilliams, Case of congenital absence of the pectoral muscles. Proc. of the Royal Soc. of Med. **4**, Heft 5. Ref.: Zeitschr. f. orthop. Chir. **25**, S. 552.
Flebbe, Ein neuer Extensionsapparat „Multiplex“. Berl. Klin. Wochenschr. 1911, Nr. 10.
Flexner und Clark, Poliomyelitis epidemica. Journ. of American Assoc., 8. Nov. 1911. Ref.: Deutsche Med. Wochenschr. Nr. 50, S. 2346.
Förster, Über die operative Behandlung der spastischen Lähmungen mittels Resektion der hinteren Rückenmarkswurzeln. Therapie der Gegenwart, Jan. 1911.
Forbes, Mackenzie, An operation for the relief of anterior metatarsalgia. Amer. Journ. of orthop. Surg. **8**, Nr. 3, Febr. 1911.

Forbes, The place of braces in the treatment of weak, pronated and flat feet, with especial reference to a simple method for the preparation of the plaster cast, on which they are fashioned. Boston Med. and Surg., Journ., March 3, 1910. Ref.: Zeitschr. f. orthop. Chir. 1911, **28**, S. 363.

— A surgical treatment of anterior poliomyelitis. The Canadian Med. Ass. Journ., Nov. 1911. Ref.: Zentralbl. f. Orthop. 1912, Heft V, S. 202.

Fourmestraux, de, Wismutbehandlung tuberkulöser Fisteln. Französ. Chir. Kongr. 1911. Ref : Zentralbl. f. Chir. 1911, S. 1098.

Fränkel, Die Mobilisierung der fixierten Skoliose und des runden Rückens. Münch. Med. Wochensch. 1911, Nr. 27.

Fraenkel, E., Die kongenitale Knochensyphilis im Röntgenbilde. Arch. u. Atlas der normalen pathologischen Anatomie. 26. Ergänzungsbd. Hamburg 1911.

Francine, Four cases of cervical rib, two of them flail-like. Amer. Journ. of Med., Jan. 1910. Ref.: Zeitschr. f. orthop. Chir. **28**. S. 310.

Frangenheim, Förstersche Operation. Verein f. wissenschaftl. Heilkunde in Königsberg, 27. 2. 1911. Ref.: Berl. Klin. Wochenschr. 1911, Nr. 14.

— Die angeborenen Systemerkrankungen des Skeletts. Ergebnisse der Chir. und Orthop. **4**, 1912.

— Weitere Untersuchungen über die Pathologie der Coxa vara adolescentium. Beitr. z. klin. Chir. **77**, Heft I, S. 239.

— Ostitis fibrosa im Kindesalter. Beitr. z. klin. Chir. **76**, Heft I.

— Dauererfolge der Osteoplastik im Tierversuche. Archiv f. klin. Chir. **93**, Heft 1.

— Chondromatose des Skeletts. Beiträge z. klin. Chir. **73**, S. 226.

— Über chondrodystrophische Zwerge. Orthop. Kongr. 1911.

— Chondrodystrophischer Zwergtypus. Verein f. wissenschaftl. Heilkunde in Königsberg, 30. 1. 1911. Ref.: Berl. Klin. Wochenschr. 1911, Nr. 10.

Franke, Doppelseitige Coxa vara bei einem 8 jährigen Knaben. Ärztl. Kreisverein Braunschweig, 29. 4. 11. Ref.: Med. Klinik 1911, Nr. 29, S. 1138.

Freiberg, Osteochondritis dissecans. Amer. Journ. of Orthop. Surgery **7**, Nr. 3.

Fried, Paratyphus und Spondylitis paratyphosa mit Rückenmarkskompression. Ärztl. Verein Nürnberg, 1. Juni 1911. Ref.: Münch. Med. Wochenschr. 1911, No. 37.

Friedmann, Purpura haemorrhagica nach Fibrolysininjektionen. Therapie der Gegenwart, Mai 1911.

von Frisch, Einige Bemerkungen zur Technik der Sehnennaht. Arch. f. klin. Chir. **94**, S. 928.

Fritsch, Die Tibia en lame de sabre als Folge der erworbenen Lues bei Erwachsenen. Fortschritte a. d. Gebiete der Röntgenstrahlen **16**, Heft I.

— Über Gelenkerkrankungen bei Scharlach und Masern. Beiträge z. klin. Chir. **72**, S. 101.

Fritsche, Experimentelle Untersuchungen zur Frage der Fettembolie mit spezieller Berücksichtigung prophylaktischer und therapeutischer Vorschläge. Zeitschr. f. Chir. **107**, S. 456.

Fritzsche, Zur Perimetrie der Gelenke. Med. Ges. zu Basel, 11. 5. 1911. Ref.: Korrespondenzbl. f. Schweizer Ärzte 1911, Nr. 23, S. 823.

Froelich, Die tuberkulöse Coxitis im Röntgenbild. Französ. Chir. Kongr. 1911. Ref.: Zentralbl. f. Chir. 1911, S. 1097.

— Côtes cervicales et apophysites cervicales latérales. Revue d'Orthop. **22**, S. 25—1911.

— Côte cervicale. Soc. de Med. de Nancy. Rev. de Chir. **43**, S. 823. Ref.: Zeitschr. f. Orthop. Chir. **29**, S. 624.

Gabriel, Recklinghausensche Krankheit mit Osteomalacie. Gesellschaft der Charité-Ärzte, 1. 12. 1910. Ref.: Berl. Klin. Wochenschr. 1911, Nr. 3.
Galeazzi, Sulla cura incruenta della lussiazione congenita dell' anca. VI. Kongr. der Ital. Orthop. Ges., Rom, 7. 4. 1911.
— Ein Beitrag zur Therapie des paralytischen Hohlfußes. Zeitschr. f. orthop. Chir. **28**, S. 96.
Gallois und Latarjet, Note sur la croissance des os longs. Lyon Méd. 1911, S. 533. Ref.: Zentralbl. f. Chir. 1911, S. 834.
Garrod, On auscultation of joints. Proc. of the Royal Soc. of Med. **4**, Heft 4. Lancet, 28. 1. 11. Ref.: Zeitschr. f. orthop. Chir. **28**, S. 550.
— A case of spondylitis deformans. Proc. of the Royal Soc. of Med., 11. 11. 1910. Ref.: Zeitschr. f. orthop. Chir. **28**, S. 547.
Gaugele, Über Krampfanfälle nach orthopädischen Operationen. Zentralbl. f. Chir. 1911, Nr. 16, S. 568.
— Zur subkutanen Arthrodese nach Bade. Zeitschr. f. orthop. Chir. **28**, S. 5.
Gauvain, The mechanical treatment of spinal caries. Lancet, 4. 3. 1911.
Geddes, Acromegalic skeleton. Lancet, 27. Jan., 1. April 1911.
Gehring, Zysten der langen Röhrenknochen. Dissertation Jena 1910.
Gerhartz, Experimentelle Studien über den aufrechten Gang. Berl. Orthop. Ges., 6. 2. 1911.
Ghilarducci, Azione dei raggi X sulle artriti ed adeniti tubercolari. Il Policlinico, Sez. med. 1910, Nr. 10. Ref.: Zentralbl. f. Orthop. 1911, S. 324.
Giron, L'évolution de la tuberculose ostéoarticulaire. Progrès Méd. 1910, S. 305.
Glaessner, Paul, Doppelseitige Knie- und Hüftgelenksentzündung. Ges. d. Charité-Ärzte, 4. 5. 1911. Ref.: Berl. Klin. Wochenschr. 1911, Nr. 25.
— Über angeborene Verbildungen im Bereiche der oberen Extremität. Deutsche Med. Wochenschr. Nr. 50, S. 2327.
— Der angeborene Schiefhals und seine Behandlung. Therap. Monatshefte, April 1911.
Goadby, The association of disease of the mouth with rheumatoid arthritis and certain forms of rheumatism. Lancet, March 6. 1911.
Göbel, Die Behandlung der habituellen Patellarluxation. Chir. Kongr. 1911. Ref.: Zentralbl. f. Chir. 1911, S. 33.
Goldenberg, Fortschritte a. d. Gebiete der chirurgischen Behandlung spastischer Lähmungen. Ärztl. Verein in Nürnberg, 5. 1. 1911. Ref.: Münch. Med. Wochenschr. 1911, Nr. 18.
Goldthwait, Our present understanding of the rheumatoid disease. Wisconsin Med. Journ. **10**, Nr. 5, Okt. 1911.
Gollec, Myositis ossificans traumatica. Lancet, 25. 3. 1911.
Gorse und Dautheville, Pieds plats et tuberculose. La Presse Méd. 1911, Nr. 19. Ref.: Zentralbl. f. Orthop. 1911, S. 375.
Gossage, Multiple cartilaginouse exostosis. Proc. of the Royal Soc. of Med. 25. Oktober 1910. Ref.: Zeitschr. f. orthop. Chir. **28**, S. 545.
Gourdon, Les causes anatomiques entravant la réduction des luxations congénitales, de la hanche ou favorisant la reluxation après la réduction. Gaz. des Hôp. 1910, S. 1069. Ref.: Zeitschr. f. orthop. Chir. **28**, S. 350, 1911.
— Le traitement de la luxation congénitale de la hanche chez les sujets âgés. Bordeaux 1911.
Gräfenberg, Ein Beitrag zur Entwicklungsgeschichte der kongenitalen Mißbildungen der menschlichen Hand. Berl. Orthop. Ges., 5. Dez. 1910.
Grashey, Coxa vara retroflexa traumatica. Bruns Beitr. zur klin. Chir. **70**, Heft I.

Graves, Scapula scaphoidea — eine häufig vorkommende Anomalie des Schulterblattes. Med. Klinik 1911, Nr. 8.

Greig, On congenital high scapula. A consideration of four cases, in one of which were absence and defect of ribs and a lumbosacral hypertrichosis. Edinbourgh med. Journ., March 1911, S. 242 ff.

Grödel, Das Verhalten des Herzens bei kongenitaler Trichterbrust. Münch. Med. Wochenschr. Nr. 13, 1911.

Großmann, Doppelseitige Quadricepslähmung. Ärztl. Verein Frankfurt a. M., 12. 12. 1910. Ref.: Münch. Med. Wochenschr. 1911, Nr. 7.

Groves, On the division of the posterior spinal nerve-roots: 1. for pain, 2. for visceral crises, 3. for spasm. Proc. of the Royal Soc. of Med. **IV**, Nr. 9, Juli 1911. Ref.: Zeitschr. f. orthop. Chir. **29**, S. 607.

Grünfeld, Klumpfüße, Luxation des Radiusköpfchens und Syndesmose zwischen Radius und Ulna. Ges. f. innere Medizin und Kinderheilkunde in Wien. Ref.: Münch. Med. Wochenschr. 1911, Nr. 14.

Guaccero, Contributo sperimentale alle divisione muscolare a scopo di trapiano. Arch. Internat. de Chir. **5**, Heft 2, 1911. Ref.: Zentralbl. f. Chir. 1911 Nr. 37, S. 1250.

Gudzent, Klinische Erfahrungen über die Behandlung der Arthritiden und der Gicht mit Radiumemanation. Berl. Klin. Wochenschr. 1911, Nr. 47, S. 2098.

— Der gegenwärtige Stand der Lehre von der Diagnose und der Therapie der Gicht. Zeitschr. f. ärztl. Fortbildung 1911, Nr. 7.

Gundlach, Über kongenitale Pectoralisdefekte und ihre Entstehung. Diss. Breslau 1910.

Guradze, Spinale Kinderlähmung. Verein der Ärzte Wiesbaden, 21. 9. 1910. Ref.: Berl. Klin. Wochenschr. 1910, Nr. 42.

— Kongenitaler Femurdefekt. Verein der Ärzte Wiesbaden 21. 9. 1910. Ref.: Berl. Klin. Wochenschr. 1910, Nr. 42.

Guthrie, Two cases of muscular atrophy of the peroneal type in father and son. Proc. of the Royal Soc. of Med. **4**, Nr. 6. Ref.: Zeitschr. f. orthop. Chir. **29**, S. 664.

von Haberer, Zur Frage der Knochenzysten, zugleich ein Beitrag zur freien Knochentransplantation. Arch. f. klin. Chir. **93**, Heft 4.

Habermann, Über Ursache und Bedeutung des Skapularkrachens. Berl. Klin. Wochenschr. 1911, Nr. 14.

Hadda, Angeborener Rippendefekt. Bresl. Chir. Ges., 12. 6. 11. Ref.: Zentralbl. f. Chir. 1911, S. 1120.

Haeberlin, Zur Kenntnis des Frühstadiums der sogen. Ostitis fibrosa, nebst Bemerkungen über das Wesen dieser Erkrankung. Beitr. z. klin. Chir. **74**, S. 59.

Haecker, Lähmung des Deltoideus. Ärztlicher Verein Marburg, 11. 2. 1911. Ref.: Münch. Med. Wochenschr. 1911, Nr. 17.

Hagen, Zur Frage der Coxa vara. Zentralbl. f. Chir. 1911, S. 310.

Haglund, Meine Methode zum Photographieren der Skoliosen. Nord. Med. Arkiv 1911, Afd. I (Kirurgi). Festskrift för J. Berg, Nr. 4.

Hahn, Traitement des ankyloses par l'électricité. La Méd. des Accid. du Travail **8**, S. 347. Ref.: Zentralbl. f. Orthop. 1911, S. 248.

— Über Tripperrheumatismus. Med. Klinik 1910, Nr. 52.

Hailing, Erfahrungen und Resultate an ca. 100 unblutig operierten angeborenen Hüftgelenksverrenkungen. Fortschritte d. Medizin 1911, Nr. 36.

Hann, Reginald G., A case of osteitis deformans terminating with cerebral symptoms. British Med. Journ., 15 Januar 1910. Ref.: Zeitschr. f. orthop. Chir. **28**, S. 278.

Hanns, Doigt à ressort généralisé a tous les doigts. Soc. de Méd. de Nancy. Rev. de Chir. **43**, S. 503. Ref.: Zeitschr. f. orthop. Chir. **29**, S. 643.

Hartmann, Zur Kenntnis der Ostitis fibrosa (deformans). Beiträge z. klin. Chir. **73**, S. 627.

— Zur Frage der Osteopsathyrosis idiopathica. Deutsche Zeitschr. f. Chir. **111**, Heft 4/6, S. 383. Ref.: Zeitschr. f. orthop. Chir. **29**, S. 300.

— Über Osteopsathyrosis. Med. Ges. zu Leipzig, 21. 2. 1911. Ref.: Münch. Med. Wochenschr. 1911, Nr. 17.

Hasebroek, Dr. Gustav Zander und seine geschichtliche und wissenschaftliche Bedeutung. Archiv f. Orthopädie **10**, S. 2.

Hasselmann, Aus der Praxis der festen Verbände. Münch. Med. Wochenschr. 1911, Nr. 10.

Hauser, Jothionbehandlung tuberkulöser Gelenkentzündungen. Med. Klinik 1911, S. 1006.

Heath, Maynard, Multiple Exostoses. Proceed. of the Royal Soc. of Med. 4, Nr. 6, S. 106. Ref.: Zeitschr. f. orthop. Chir. **29**, S. 602.

— Deformity of the cervical spine. Proceed. of the Royal Soc. of Med. **4**, Nr. 6, April 1911. Ref.: Zeitschr. f. orthop. Chir. **29**, S. 623.

Heermann, Medico-mechanische Apparate für den praktischen Arzt. Deutsche Med. Wochenschrift 1910, Nr. 52.

Heimann, Ein Beitrag zur Lehre von der Knochenplastik. Diss. Breslau 1910.

Helbing, Die Orthopädie und Nervenkrankheiten. Fortschritte der deutschen Klinik **II**, S. 591.

Helström, Akute Kinderlähmung. Schwed. Ges. f. Ärzte, Stockholm, 19. 9. 1911. Ref.: Med. Klinik 1912, Nr. 1, S. 38.

Henggeler, Demonstration von Exostosis cartilaginea multiplex. Ges. d. Ärzte in Zürich, 18. 2. 1911. Ref.: Korrespondenzbl. f. Schweizer Ärzte **41**, Nr. 14, S. 523.

Henneberg und Kirsch, Der Plattfuß in der Volksschule. Zeitschr. f. orthop. Chir. **28**, S. 371.

Henschen, Pectoralisplastik nach Katzenstein bei Serratuslähmung. Ges. d. Ärzte in Zürich, 15. 6. 1911. Ref.: Korrespondenzbl. f. Schweizer Ärzte **42**, Nr. 2, S. 50.

Herting, Erfahrungen und Resultate an ca. 100 unblutig operierten angeborenen Hüftgelenksverrenkungen. Fortschritte d. Medizin 1911, Nr. 36.

Herzfeld, Ein Beitrag zur Frage der multiplen kartilaginären Exostosen. Arch. f. klin. Chir. **96**, S. 143.

v. Heukelom und Kamberg, Osteogenesis imperfecta. Nederl. Tijdschr. voor Geneesk., 2. 11. 1911. Ref.: Zeitschr. f. orthop. Chir. **29**, S. 203.

Heully, La hanche à ressort. Rev. de Chir. 1911 **43**. Ref.: Zeitschr. f. orthop. Chir. **29**, S. 640.

Heusner, Federapparate zur Redression von Klumpfüßen. Chir. Kongr. 1911.

— Über das Genu valgum. Arch. f. Orthop. **11**, S. 181, 1911.

Hibbs, An operation for progressive spinal deformities. New York Med. Journ. 27. May 1911.

Hildebrand, Die Behandlung der gonorrhoischen Gelenkentzündung mittels Injektion von Jodtinktur. Berl. Klin. Wochenschr. 1911, Nr. 31.

Hinz, Ein Fall von Gelenkplastik nach Lexer. Freie Vereinigung d. Chir. Berlins, 10. 7. 1911. Ref.: Zentralbl. f. Chir. 1911, Nr. 34.

Hirschberg, Die Behandlung mit kalkarmer Nahrung und ihre Indikationen. Berl. Klin. Wochenschr. 1911, Nr. 46.

His, Die Behandlung der Gicht und des Rheumatismus mit Radium. Berl. Klin. Wochenschr. 1911, Nr. 5.

Hoeftmann, Behandlung tuberkulöser Gelenke. Ver. f. wissenschaftl. Heilkunde.
Königsberg, 1. 5. 1911. Ref.: Berl. Klin. Wochenschr. 1911, Nr. 22.

Hörz, Ein Fall von partiellem Riesenwuchs. Bresl. Chir. Ges., 10. Juli 1911. Zentralbl. f. Chir. 1911, Nr. 35.

Hoffa - Grashey, Atlas und Grundriß der Verbandlehre für Studierende und Ärzte. München 1910.

Hoffmann, Mißbildungen der oberen Extremität. Fortschritte a. d. Geb. d. Röntgenstr. **17**, Heft V.

Hohmann, Hüftschaukelsitz zur Behandlung der Lumbalskoliose und Lumballordose. Zentralbl. f. Orthop. 5, Heft 9.

Hohmeier, Arthropathia tabidorum. Med. Verein Greifswald, 17. 12. 1910. Ref.: Deutsche Med. Wochenschr. 1911, Nr. 17.

Hohmeier, Zur Behandlung rachitischer Knochenverkrümmungen. Deutsche Med. Wochenschr. 1911, Nr. 42.

Hübscher, Über den Pes valgus militaris. Militärärztliche Beilage zum Korrespondenzblatt f. Schweizer Ärzte 1911, Nr. 3.

— Beiträge zur Gipsbettbehandlung der Wirbelsäulenverkrümmungen. Orthop. Kongr. 1911.

Immelmann, Die Behandlung der Skoliose mittels Herzscher Apparate. Zentralbl. f. Orthop. 1911, Nr. 6, S. 233.

Impallomeni, Sul trapianto delle articolazioni. Arch. di Ortopedia 1911, Fasc. 3 und 4.

Jacobsohn, E., Einfache passive Gelenkbewegungsapparate. Deutsche Med. Wochenschr. 1911, Nr. 11.

Jacoulet, Les fractures de la tubérosité antérieure du tibia. Progr. méd. 1910, S. 531. Ref.: Zeitschr. f. orthop. Chir. **28**, S. 358, 1911.

Jansen, Die polyartikulären Muskeln als Ursache der arthrogenen Kontrakturen. Arch. f. klin. Chir. **96**, S. 607.

— Hans, Radium und Rheumatismus. British Med., Journ. 7. 1. 11. Ref.: Zentralblatt f. Orthop. 1911, S. 357.

Ideler, Ein Fall von Spondylitis tuberculosa mit Senkungsabszeß und Durchbruch in den Bronchialbaum. Dissertation Greifswald 1911.

Jeanselme, Chevallier und Darbois, Lésions ostéopériostiques et articulaires de la sporotrichose. Les spina ventosa sporotrichosiques, leur radiologie et leur évolution. Presse Méd. 1911, Nr. 50.

Jerusalem, Zur Sonnenlichtbehandlung der chirurgischen Tuberkulose. Zeitschr. f. physikalische und diätet. Therapie **15**, Heft 7, S. 385.

— Zur Sonnenlichtbehandlung der chirurgischen Tuberkulose. Wien. Med. Wochenschrift 1911, Nr. 33.

Joachimsthal, Handstandkünstler mit Skoliose. Verein f. innere Medizin und Kinderheilkunde, Berlin, 20. 2. 1911. Ref.: Berl. Klin. Wochenschr. 1911, Nr. 11.

— Zystische Erkrankungen des Skeletts. Orthop. Kongr. 1911.

— Nachuntersuchungen im Säuglingsalter reponierter Kinder bei angeborener Hüftluxation. Berl. Orthop. Ges., 5. Dez. 1910.

Jochmann, Über die Behandlung der örtlichen chirurgischen Tuberkulose mit Trypsin. Zeitschr. f. ärztl. Fortbildung 1911, Nr. 3.

Johnson, A case of wry-neck following infantil paralysis, treatment, result. British Med. Journ., 23. 9. 1911. Ref.: Zeitschr. f. orthop. Chir. **29**, S. 622.

Jones, Lewellyn, Arthritis deformans, comprising rheumatoid arthritis, osteoarthritis and spondylitis deformans. Bristol 1909.

— Robert, An address on certain operative procedures in the paralysis of children, with special reference to poliomyelitis. British Med. Journ. 1911, Nr. 2658, S. 1520.

— Lewis, Congenital deviation of the shoulder Sprengels deformity. Proc. of the Royal Soc. of Med. **4**, Nr. 4. Ref.: Zeitschr. f. orthop. Chir. **28**, S. 550.

Jonges, Krückenskoliose. Nederl. Tijdschr. voor Geneesk., 29. 4. 11. Ref.: Zeitschr. f. orthop. Chir. **28**, S. 588.

Josefowitsch, Spondylarthritis typhosa. Charkower Med. Journ. 1911. Ref.: Zentralbl. f. Chir. 1911, Nr. 27.

Jubb, A case of dwarfism. British Med. Journ. 31. 12. 1910. Ref.: Zeitschr. f. orthop. Chir., **28**, S. 276.

Kaliebe, Über doppelseitige Quadricepsruptur. Diss. Berlin 1910.

Kausch, Über Knochenersatz. Beiträge zur Transplantation toten Knochens. Beitr. z. klin. Chir. **68**, Heft 3.

Kawashima, Über die intermuskuläre Ossifikation. Virchows Arch. **204**, S. 209.

Kayser, Zur Frage der kongenitalen Skoliose. Beitr. z. klin. Chir. **68**, 1910.

Keller, Funktionelle Kontraktur der Hand. K. K. Ges. f. Ärzte in Wien, 28. 4. 1911. Ref.: Berl. Klin. Wochenschr. 1911, Nr. 21.

Kennard, Henry, Congenital elevation of the scapula. Amer. Journ. of orthop. Surg., Aug. 1911.

Kerr-Pringle, Some notes on the classification of arthritis. Edinbourgh Med. Journ. **7**, Nr. 1, July 1911. Ref.: Zentralbl. f. Chir., Nr. 37, S. 1247.

Kidd, Case of diagnosis: imperfet osteogenesis? Proc. of the Royal Soc. of Med. **4**, Heft 5. Ref.: Zeitschr. f. orthop. Chir. **28**, S. 552.

Kienböck, Über Osteochondritis an der Tuberositas tibiae und die sogenannte Osgood-Schlattersche Erkrankung. Fortschr. a. d. Geb. d. Röntgenstr. **15**, Heft III.

— Das Ellbogengelenk bei chondraler Dysplasie des Skeletts mit multiplen Exostosen. Fortschr. a. d. Geb. d. Röntgenstr. **15**, Heft II.

— Die radio-ulnare Synostose. Fortschr. a. d. Geb. d. Röntgenstr. **15**, Heft II.

— Ein Fall von Fragilitas ossium universalis. Fortschr. a. d. Geb. d. Röntgenstr. **15**, Nr. 3.

— Osteopsathyrosis idiopathica. K. K. Ges. d. Ärzte in Wien, 5. Mai 1911. Ref.: Münch. Med. Wochenschr. 1911, Nr. 21.

Kirchberg, Die physikalische Behandlung der Rachitis. Med. Klinik 1911, Nr. 37.

Kirmisson, Précis de chirurgie infantile. Paris, Masson & Cie., 1911.

— Arthrotomie médio-tarsienne dans le pied bot varus équin congénital invétéré; manuel opératoire; résultats. Bull. et Mém. de la Soc. de Chir. de Paris **37**, 1. März 1911. Ref.: Zentralbl. f. Chir. 1911, S. 756.

Kirsch, Ätiologie und Therapie der Skoliose. Med. Ges. zu Magdeburg, 3. 11. 1910. Ref.: Münch. Med. Wochenschr. 1911, Nr. 5.

— Beginn der Skoliose. Jahrbuch f. Kinderheilkunde **24**, Heft 3.

Klapp, Funktionelle Behandlung der Skoliose nebst einem Beitrag zur Kenntnis orthogenetisch-degenerativer Krankheiten. Jena 1910, 2. Auflage.

— Über Umpflanzung von Gelenkenden. Arch. f. klin Chir. **96**, Heft II, S. 387.

Klaussner, Ein Beitrag zur Kasuistik der Brachydaktylie. Bruns Beitr. zur klin. Chir. **70**, Heft I.

Klestadt, Ostitis deformans. Ärztl. Ver. in Nürnberg, 15. 6. 1911. Ref.: Münch. Med. Wochenschr. 1911, Nr. 39.

— Ein Fall atypischer Ostitis deformans. Über die klinischen Formen der Ostitis chronica deformans fibrosa. Beitr. z. klin. Chir. **75**, S. 681.

Klose, Seltene Lokalisation der Myositis ossificans traumatica. Zeitschr. f. orthop. Chir. 28, S. 385.
— Über die moderne orthopädische Behandlung der Gelenktuberkulose. Med. Klinik 1911, S. 801.
Knöpfelmacher, Barlowsche Krankheit. Ges. f. innere Medizin und Kinderheilkunde in Wien, 8. 6. 1911. Ref.: Münch. Med. Wochenschr. 1911, Nr. 28.
Koch, Das Problem der Krümmungen der Wirbelsäule. Arch. f. Orthop. 11, S. 103, 1911.
Köhler, Starke Wachstumshemmung nach frühzeitiger Resektion. Freie Vereinigung der Chirurgen Berlins, 9. 1. 1911. Ref.: Zentralbl. f. Chir. 1911, S. 274.
Köllicker, Über eine besondere Form des Pectus carinatum. Berl. orthop. Ges., 5. 12. 1910.
— Zur Therapie des spastischen Plattfußes. Berl. orthop. Ges., 6. 2. 1911.
Kofmann, Beitrag zur kongenitalen Klumpfußbehandlung. Arch. f. Orthop. 10, S. 157, 1911.
Kohts, Knochenzyste. Freie Vereinigung d. Chir. Berlins, 13. 2. 1911.
Kolepke, Über 2 Fälle von multipler Neurofibromatose mit Verkrümmungen der Wirbelsäule. Zeitschr. f. orthop. Chir. 29, S. 367.
Krause, Paul, Die akute epidemische Kinderlähmung. Therapie der Gegenwart, Mai 1911.
Kreglinger, Ein Fall von hereditärer kongenitaler doppelseitiger Synostose beider Vorderarmknochen an der proximalen Epiphyse. Zeitschr. f. orthop. Chir. 28, S. 66.
Krokiewicz, Ein Fall einer sonderbaren angeborenen Mißbildung der oberen Extremität. Virchows Arch. 204, S. 411.
Krüger, Über Spornbildung am Olecranon. Bruns Beitr. z. klin. Chir. 73, S. 420.
Krüger-Franke. Zur tabischen Arthropathie. Mitteil. a. d. Grenzgeb. d. Med. und Chir. 24, Heft I, S. 102.
Küttner, Gelenktransplantation aus der Leiche. Schles. Ges. f. vaterländ. Kultur in Breslau, 15. Juli 1910. Ref.: Deutsche Med. Wochenschr. 1910, Nr. 51.
— Neues Verfahren zur operativen Behandlung der Gelenktuberkulose. Breslauer Chir. Ges., 10. 7. 1911. Ref.: Zentralbl. f. Chir. 1911, Nr. 25.
Kuh, Die kongenitalen Luxationen des Kniegelenks. Prager Med. Wochenschr., Nr. 40, S. 517.
— Chondrodyplasie. Verein deutscher Ärzte in Prag, 13. 1. 1911. Ref.: Berl. Klin. Wochenschr. 1911, Nr. 10.
Laan, Habituelle Luxation der Kniescheibe. Nederl. Tijdschr. voor Geneesk., 21. 10 1911. Ref.: Zeitschr. f. orthop. Chir. 29, S. 655.
Lackmann, Über Coxa valga adolescentium. Zeitschr. f. orthop. Chir. 28, S. 211.
— Coxa valga adolescentium. Ärztl. Verein in Hamburg, 20. 12. 1910. Ref.: Münch. Med. Wochenschr. 1911, Nr. 1.
Lamy, Résultat orthopédique de l'astragalectomie chez l'enfant. Rev. d'Orthop. 1911, S. 48.
— Traitement du pied bot varus equin congénital. Gaz. des Hôp. 1911, 84, 53. Ref.: Zentralbl. f. Orthop. 1911, S. 376.
— Traitement pratique du pied bot varus équin congénital manuellement reductible. Gaz. des Hôp., Dez. 1910. Zentralbl. f. Orthop. 1911, S. 268.
Lane, Arbuthnot, The principles on which treatment of resting conditions of the skeleton is based. Lancet, 11. March 1911.
Lange, Der obere Gegenhalt bei den Skolioseapparaten. Zentralbl. f. Orthop. 1911, S. 459.

Lange, Tendinöse oder periostale Sehnenverpflanzung? Zeitschr. f. orthop. Chir. **29**, S. 544.

— Apparatus for the treatment of scoliosis at night. Amer. Journ. of Orthop. Surg., Nov. 1910, Nr. 2.

— Die Sehnenverpflanzung. Ergebnisse d. Chir. u. Orthop. **II**, 1911.

— The orthopaedic treatment of spinal paralysis. Arch. f. Pediat., Nov. 1910.

Lankhout, Osteomalacie im Kindesalter. Nederl. Tijdschr. v. Geneesk., 4. 11. 1911.

de Laroquette, Miramond, Les frottements sous-scapulaires. Arch. gén. de Méd. 1910, S. 705.

Ledderhose, Über Arthritis deformans coxae. Monatsschrift f. Unfallheilk. 1910, Nr. 10/11.

— Über Rippentiefstand. Versammlung deutscher Naturforscher und Ärzte, 26. September 1911. Ref.: Münch. Med. Wochenschr. 1911, Nr. 43.

Legal, Das orthopädische Turnen mit besonderer Berücksichtigung der Wirbelsäulenverkrümmung. Deutsche Turnzeitung 1911, Nr. 7 und 8. Ref.: Zentralblatt für Orthop. 1911, S. 254.

Lengemann, Ein neuer Stiefel zur Verhütung und Heilung der Insufficientia pedis. Münch. Med. Wochenschr. 1911, Nr. 18.

Lériche, Sur la pathogénie du pied plat valgus douloureux. Rev. de Chir. **43**, S. 795. Ref.: Zeitschr. f. orthop. Chir. **29**, S. 662.

Leser, Behandlung des Plattfußes. Ärztlicher Verein Frankfurt a. M., 12. 12. 1910. Ref.: Münch. Med. Wochenschr. 1911, Nr. 7.

Levertin, Gustav Jonas Wilhelm Zander. Arch. f. Orthop. **10**, S. 15.

Levy, Beiträge zur Frage der Coxitis, Coxa vara und sogen. Osteoarthritis deformans juvenilis. Deutsche Zeitschrift f. Chir. **109**, S. 205, 1911.

Lexer, Freie Transplantationen. XL. Kongr. d. Deutsch. Ges. f. Chir., 19.—22. 4. 1911. Ref.: Zentralbl. f. Chir., Nr. 29, S. 23 (Beilage).

Lichtenauer, Myositis ossificans. Wissenschaftl. Ver. d. Ärzte zu Stettin, 6. 12. 1910. Ref.: Berl. Klin Wochenschr. 1911, Nr. 7.

Lilienfeld, Zehn Jahre Zander-Institut der Ortskrankenkassen in Leipzig. Arch. f. Orthop. **10**, S. 67.

Lindemann, Die Frühbehandlung der rachitischen Beindeformitäten, insonderheit des O-Beines, durch die Osteoklasie. Zeitschr. f. orthop. Chir. **28**, S. 196.

Linow, Skoliose und Unfall. Arch. f. Orthop. **10**, S. 83.

Lipschütz, Über idiopathische Osteopsathyrosis. Wien. Klin. Rundschau 1911, Nr. 3 bis 7.

Lobenhoffer, Beiträge zu der Lehre von der freien Osteoplastik. Bruns Beitr. z. klin. Chir. **70**, Heft I.

Lommel, Über Zwergwuchs. Naturwissenschaftl. Med. Ges. zu Jena, 23. 11. 1911. Ref.: Münch. Med. Wochenschr. 1911, Nr. 52.

Lorenz und Saxl, Die Orthopädie in der inneren Medizin. Wien und Leipzig 1911.

Ludloff, Die angeborene Hüftluxation mit besonderer Berücksichtigung der Luxationspfanne. Ergebnisse der Chir. und Orthop. **3**, 1911.

Luedke und Sturm, Orthotische Albuminurie bei Tuberkulose. Phys.-Med. Ges. zu Würzburg, 26. 1. 1911. Ref.: Berl. Klin. Wochenschr. 1911.

Maaß, Zur Behandlung der chirurgischen Tuberkulose im Kindesalter. Zeitschr. f. ärztl. Fortbildung 1911, Nr. 8.

Machol, Beitrag zur Gipsbettechnik. Zeitschr. f. orthop. Chir. **29**, S. 122.

Makins, Traumatic myositis ossificans. Proceed. of the Royal Soc. of Med. **6**, Nr. 6, April 1911. Ref.: Zeitschr. f. orthop. Chir. **29**, S. 652.

— On traumatic myositis ossificans. Lancet, 25. 3. 1911 (siehe Gollec).

Mann und Goebel, Operativ behandelter Halsmuskelkrampf. Breslauer psych.-neurol. Vereinig., 28. 11. 1910. Ref.: Berl. Klin. Wochenschr. 1911, Nr. 1.

Maragliano, Nervenüberpflanzung von der einen Seite auf die entgegengesetzte. Zentralbl. f. Chir. 1911, Nr. 1, S. 5.

— Istopatologia degli impianti nervosi centrali parziali. Il Policlinico, Sez. chir. 1910, fasc. 12. Ref.: Zentralbl. f. Orthop. 1911, S. 323.

— La cura chirurgica delle paralisi. Congresso sanitario interprovenciale. Genova, 4. 11. 1910. Ref.: Zeitschr. f. orthop. Chir. **28**, S. 571.

Matsouka, Atlas der angeborenen Verrenkung des Hüftgelenks in Röntgenbildern. Hamburg 1911.

Mauclaire und Burnier, Cystes solitaires des os et ostèite fibrose. Arch. Gén. de Chir., 5. 8. 1911.

Mauclaire, Déviation du col fémoral dans la paralyse infantile. Arch. Gén. de Chir. **5**, S. 5, 1911. Ref.: Zentralbl. f. Chir. 1911, Nr. 37, S. 1258.

Mayer, Zur Behandlung der frischen Kinderlähmung durch Ruhigstellung. Deutsche Med. Wochenschr. 1911, Nr. 24.

von Mayersbach, Zur histologischen Orientierung der Nervenleitung. Zeitschr. f. orthop. Chir. **28**, S. 533.

Medin, Akute Kinderlähmung. Schwed. Ges. der Ärzte in Stockholm, 19. 9. 1911. Ref.: Med. Klinik 1912, S. 39, Nr. 1.

Mehltretter, Was erreichen wir durch das Redressement der fixierten Skoliose? Zeitschr. f. orthop. Chir. **29**, S. 549.

Meisenbach, Chemical and mechanical stimulation of bone. Amer. Journ. of orthop. Surg. **8**, Heft I.

Ménard, Die Bedeutung der Röntgenuntersuchung für die Diagnose der tuberkulösen Coxitis. Französ. Chir.-Kongr. 1911. Ref.: Zentralbl. f. Chir. 1911, S. 1097.

Mencière, Contribution au traitement du genou paralytique (poliomyelite antérieure). Nouveau procéde de greffe musculo-tendineuse. Arch. prov. de Chir., Dez. 1910, S. 688. Ref.: Zeitschr. f. orthop. Chir. **28**, S. 357, 1911.

— Traitement de la paralysie infantile par les greffes musculotendineuses. Extrait de l'encephale 1911, Nr. 1. Ref.: Zentralbl. f. Chir. 1911, Nr. 37, S. 1267.

— Die Bedeutung des Glutaeus medius für die Bewegungen im Hüftgelenk. Französ. Chir.-Kongr. 1911. Ref.: Zentralbl. f. Chir. 1911, S. 1098.

Mendel, Über Fibrolysin, seine Wirkung, Nebenwirkungen und rektale Anwendung. Therapie der Gegenwart 1911, Heft 4.

Meng, Die Rolle der langen Unterschenkelmuskeln in der Pathogenese, Prophylaxe und Therapie des Plattfußes unter besonderer Berücksichtigung des Musculus flexor hallucis longus. Zeitschr. f. orthop. Chir. **29**, S. 484.

Menne, Coxa vara traumatica. Ärztl. Verein Essen-Ruhr, 22. 11. 1910. Ref.: Berl. Klin. Wochenschr. 1911, Nr. 1.

Merle, La maladie osseuse de Paget. Gaz. des Hospiteaux 1910, S. 617 und 661.

Meyer, Zur chirurgischen Behandlung der angeborenen Trichterbrust. Berl. Klin. Wochenschr. 1911, Nr. 34.

Miara, Beitrag zur Kenntnis der Osteopsathyrosis idiopathica. Jahrbuch f. Kinderheilkunde **23**, Heft 6, 1911.

Milatz, Eine Haus- und Schulliegebank. Nederl. Tiydschr. voor Geneeskunde 1910, Nr. 23.

Mitchell, A note on Sprengels deformity. British Med. Journ. 41911, Nr. 2656, S. 1406.

Miyata, Über einen seltenen Fall von Syndaktylie. Zeitschr. f. orthop. Chir. **29**, S. 257.

Miyauchi. Ein Fall von sogenannter Halsrippenskoliose. Zeitschr. f. orthop. Chir. **9**, S. 394.
Mohr, Calcaneusexostosen mit ungewöhnlichem Sitz. Münch. Med. Wochenschr. 1911, Nr. 40.
Molow, Ein Fall von multiplen Knochenexostosen. Fortschr. a. d. Geb. der Röntgenstr. **15**, Heft III.
Moreau, Un cas de „mains fourchues" ou ectrodactylie bilatérale. Journ. de Radiologie, **5**, Bruxelles 1911. Ref.: Zentralbl. f. Chir. 1911, S. 1587.
Moroni, Resezione cuneiforme del ginochio a scopo curativa ed orthopedica in processo tubercolare. Gaz. degli e delle cliniche 1910, Nr. 155. Ref.: Zentralbl. f. Chir. 1911, Heft 7, S. 304.
Mosberg, Ein neues Präparat zur Behandlung der Skrofulose und chirurgischen Tuberkulose. Fortschritte d. Medizin 1911, Nr. 32.
Mosenthal, Einige Fälle von Brachydaktylie. Orthop. Kongr. 1911.
Mouchet, Zur Pathogenese der schnellenden Hüfte. Zeitschr. f. orthop. Chir. **29**, S. 252.
Mühsam, Zur Behandlung schwerer Hand- und Fingerkontrakturen nach Sehnenscheidenentzündung. Zentralbl. f. Chir. 1911, Nr. 29.
Müller, E., Stuttgart. Der idiopathische Hohlfuß. Beiträge z. klin. Chir. **72**, S. 267.
Müller, Zur Klinik des Plattfußes und der Zehendeformitäten. Med. Klinik 1911, Nr. 14, S. 530.
— Über Caput obstipum mit angeborenen einseitigem Defekt des Musculus sternocleidomastoideus. Berl. Orthop. Ges., 6. 2. 1911.
Müller, Berlin, Neue Operation bei schwerem Plattfuß. Freie Vereinigung der Chirurgen Berlins, 12. 12. 10. Ref.: Zentralbl. f. Chirurgie 1911, Nr. 5, S. 163.
Müller, Ernst, Der idiopathische Hohlfuß. Beitr. z. klin. Chir. **72**, Heft II.
Müller, Georg, Rachitische Spontanfrakturen am unteren Tibiaende. Berl. Orothop. Ges., 6. 2. 1911.
— Zwei Fälle von traumatischer Coxitis. Monatsschrift f. Unfallheilkunde und Invalidenwesen, 18. Jahrg., Nr. 8.
— Ein Fall von angeborenem Defekt des rechten Musculus sternocleidomastoideus. Med. Klinik 1911, Nr. 25.
— Zur Behandlung des Spitzfußes. Berl. Klin. Wochenschr. 1911, Nr. 40.
Müller, P. A., Spontangeheilte kongenitale Hüftgelenkluxation. Ges. f. Natur- und Heilkunde in Dresden, 3. 12. 1910. Ref.: Münch. Med. Wochenschr. 1911, Nr. 7.
Müller - Werden, Orthotische Albuminurie. Ärztl. Verein Essen-Ruhr, 14. 2. 1911. Ref.: Berl. Klin. Wochenschr. 1911, Nr. 14.
Multanowski, Über die Bedeutung des Traumas in der Entstehung von tuberkulösen Affektionen. Russki Wratsch 1911, Nr. 10. Ref.: Zentralbl. f. Chir. 1911, S. 734.
Muskat, Sehnenoperationen. Fortschritte der Medizin 1911, Nr. 18.
— Indikationen für die Plattfußbehandlung. Halbmonatsschrift f. soziale Hygiene und prakt. Medizin 1911.
— Die Deformitäten der Wirbelsäule. Fortschr. d. Med. 1911, Nr. 10/12.
von Mutach, Experimentelle Beiträge über das Verhalten quergestreifter Muskulatur nach myoplastischen Operationen. Arch. f. klin. Chir. **93**, Heft I, S. 42.
Mutel, Genu recurvatum. Rev. d'Orthop. **22**, Nr. 4, S. 303.
Myers, Further report on a case of congenital absence of the tibia. Amer. Journ. of orthop. Surg., Nov. 1910, Nr. 2.
Nagelschmidt, Über die klinische Bedeutung der Diathermie. Deutsche Med. Wochenschr. 1911, Nr. 1.

Nathan, A new and apparently successful method of treating metabolie osteoarthritis, so called arthritis deformans. Journ. of the Amer. Med. Ass. **56**, Nr. 24, 1911. Ref.: Zentralbl. f. Chir. 1911, Nr. 37, S. 1248.

Natzler, Experimentelles zur Sehnenüberpflanzungsnaht. Zeitschr. f. orthop. Chir. **28**, S. 455.

— Zur mechanischen Behandlung der Zehen- und Fingerdeformitäten. Zentralbl. f. Orthop. 1911, S. 379.

Nélaton, Procédé opératoire applicable au traitement de la hanche à ressort. Rev. d'Orthop. **22**, S. 275.

Neu, Günstige Beeinflussung der Osteomalacie durch Pituitrineinspritzungen. Naturhist. Med. Ver. Heidelberg, 11. 7. 1911. Ref.: Münch. Med. Wochenschr. 1911, Nr. 45, S. 2420.

Neumann, Knochenplastik. Freie Vereinigung der Chirurgen Berlins, 12. 6. 1911. Ref.: Münch. Med. Wochenschr. 1911, Nr. 26.

Niedermann, Chronische Arthritis. Schles. Ges. f. vaterl. Kultur in Breslau, 22. 7. 1910. Deutsche Med. Wochenschr. 1910, Nr. 51.

Nößke, Osteomalacie mit Spontanfrakturen der Beine. Ges. f. Natur- und Heilkunde zu Dresden, 11. 3. 1911. Ref.: Münch. Med. Wochenschr. 1911, Nr. 21.

von Norden und Falta, Klinische Beobachtungen über die physiologische und therapeutische Wirkung großer Dosen von Radiumemanation. Med. Klinik 1911, Nr. 39.

Novak, Zur Adrenalinbehandlung der Osteomalacie. Arch. f. Gynäkologie **93**, Heft 2. Ref.: Zeitschr. f. orthop. Chir. **28**, S. 561.

Oebbecke, Schulbankerfahrungen und Breslauer Stuhltischsystem. Zeitschr. f. Gesundheitspflege 1911, Nr. 10.

Offerhous, Einige Mitteilungen über die anatomische und klinische Bedeutung der Halsrippe. Nederl. Tiydschr. voor Geneeskunde, 13. 5. 1911. Ref.: Zeitschr. f. orthop. Chir. **28**, S. 586.

Onorato, Azione della tiosinamina e della fibrolisina nel morbo di Dupuytren. La Liguria medica, A. IV, Nr. 19. Ref.: Zeitschr. f. orthop. Chir. **28**, S. 579.

Orgler, Über den Kalkstoffwechsel bei Rachitis. Monatsschrift f. Kinderheilkunde **10**, Nr. 7, 1911.

Ottendorf, Angeborene Mißbildungen. Altonaer Ärztl. Verein, 31. 3. 1911. Ref.: Münch. Med. Wochenschr. 1911, Nr. 40.

Owen, Operation for displaceable patella. British Med. Journ., 1. 4. 1911.

Packard, Results obtained from the use of tuberculin in joint tuberculosis. Amer. Journ. of orthop. Surgery, Aug. 1911.

Painter und Moore, Potts paraplegia. Amer. Journ. of Orthop. Surg., Nov. 1910, Nr. 2.

Parker, An epidemie of infantile paralysis in Bristol. Brit. Med. Journ., 18. 3. 1911.

Patschke, Zur Behandlung der veralteten kongenitalen Hüftgelenksluxation. Deutsche Med. Wochenschr. 1911, Nr. 37.

Pauchet und Ducroquet, Technique térapeutique chirurgicale. Paris, Baillère & Fils, 1911.

Pechowitsch, Einfluß der Kriechübungen auf die lordotische Albuminurie. Deutsche Med. Wochenschr. 1910, Nr. 43.

Peltesohn, Zur Ätiologie und Prognose der Coxa vara infantum. Zeitschr. f. orthop. Chir. **28**, S. 483.

— Coxa vara infantum. Ges. d. Charité-Ärzte, Berlin, 2. 3. 1911. Ref.: Berl. Klin. Wochenschr. 1911, Nr. 15.

— Überkorrektur bei spastischen Kontrakturen. Genu recurvatum nach Flexionskontraktur. Berl. Klin. Wochenschr. 1911, Nr. 33.

Peltesohn, Erfahrungen mit der subkutanen Arthrodese. Berl. Orthop. Ges., 5. 12. 1910. Ref.: Berl. Klin. Wochenschr. 1911, Nr. 5.
— Über Berufsdeformitäten. Med. Klinik 1911, Nr. 46.
— Zur Behandlung der Senkungsabszesse bei Knochen- und Gelenktuberkulose. Charité-Annalen **35**, 1911.

Perthes, Über Arthritis deformans juvenilis. Deutsche Zeitschr. f. Chir. **107**, S. 111.
— Arthritis deformans juvenilis. Med. Ges. zu Leipzig, 5. 7. 1910. Ref.: Deutsche Med. Wochenschr. 1910, Nr. 51.

Pfaundler, Pseudorachitismesyphilitique. Münch. Ges. f. Kinderheilkunde, 10. 2. 1911. Ref.: Münch. Med. Wochenschr. 1911, Nr. 11.

Pieri, Spina bifida mit angeborener Hüftgelenksverrenkung. Charité-Annalen **35**, 1911.

Pincus, Beobachtungen an einem Handstandskünstler, auch als Beitrag zur Lehre von der Skoliosenbehandlung. Dissertation Berlin 1911.

Plagemann, Monströse Lordose der Brust- und Lendenwirbelsäule im Gefolge von Spina bifida lumbodorsalis. Zeitschr. f. Chir. **110**, S. 307.

Plate, Über klinische Erscheinungen bei den Frühstadien der Spondylitis deformans. Münch. Med. Wochenschr. 1911, Nr. 40.
— Über die Anfangsstadien der Spondylitis deformans. Fortschr. a. d. Geb. d. Röntgenstr. **16**, Heft 5, S. 346.
— Ischias scoliotica. Ärztl. Verein Hamburg, 20. 12. 1910. Ref.: Münch. Med. Wochenschr. 1911, Nr. 1.
— Über Entstehung und Behandlung der Ischias scoliotica. Deutsche Med. Wochenschr. 1911, Nr. 3.
— Technisches zur Behandlung der chronischen Arthritiden. Med. Klinik 1911, Nr. 43.

Pokotilo, Über das Schicksal lebender Knochen, die in Weichteile transplantiert worden sind. Arch. f. klin. Chir. **93**, Heft I, S. 343.

Pollak, Arthritis luetica. Ges. f. innere Medizin und Kinderheilkunde in Wien, 9. 11. 1911. Ref.: Münch. Med. Wochenschr. 1911, Nr. 48.

Pollnow und Levy-Dorn, Angeborene Verwachsungen von Radius und Ulna. Berl. Klin. Wochenschr. 1911, Nr. 10.
— — Angeborene radioulnare Synstose. Hufeland-Ges., 12. 1. 1911. Ref.: Berl. Klin. Wochenschr. 1911.

Poncet, Double pied plat valgus douloureux d'origine tuberculeuse. Gaz. des Hôp. Dez. 1910. Ref.: Zentralbl. f. Orthop. 1911, S. 270.
— Tuberculose inflammatoire du squelette; l'ostéomalacie d'origine tuberculeuse. Bulletin de l'Académie de Méd., 3. 1. 1911, S. 22. Ref.: Zeitschr. f. orthop. Chir. **28**, S. 272.

Poppert, Osteoarthritis deformans juvenilis. Med. Ges. zu Gießen, 7. 2. 1911. Ref.: Deutsche Med. Wochenschr. 1911, Nr. 33.

Port, Angeborene Coxa vara. Ärztl. Verein in Nürnberg, 4. Mai 1911. Ref.: Münch. Med. Wochenschr. 1911, Nr. 35.

Porzig, Zur operativen Heilung der habituellen Patellarluxation. Zentralbl. f. Orthop. 1911, Heft 8, S. 313.

Poulsen, Der schnellende Finger. Arch. f. klin. Chir. **94**, Heft III, S. 657.
— Osteoplastische Operationen an rachitisch gekrümmter Tibia. Zeitschr. f. orthop. Chir. **28**, S. 1.

Poynton, Case of imperfect osteogenesis. Proc. of the Royal Soc. of Med. **4**, Nr. 5. Ref.: Zeitschr. f. orthop. Chir. **28**, S. 553.

Preiser, Coxa-vara-Bildung nach angeborener Hüftluxation und allgemeine Hypoplasie von Knochenkernen. Vereinigung nordwestdeutscher Chirurgen in Lübeck, 28. 10. 1911. Ref.: Zentralbl. f. Chir. 1911, Nr. 50.
— Hochgradiger Pes plano-valgus duplex congenitus. Ärztl. Verein in Hamburg, 24. 10. 1911. Ref.: Münch. Med. Wochenschr. 1911, Nr. 45, S. 2418.
— Willkürliche Luxation der linken Clavicula. Ärztl. Verein Hamburg, 31. 1. 1911. Ref.: Münch. Med. Wochenschr. Nr. 7, 1911.
— Statische Gelenkerkrankungen. Stuttgart 1911.
— Angeborene Gelenkmißbildungen. Ärztl. Verein in Hamburg, 26. 4. 1910. Ref.: Deutsche Med. Wochenschr. Nr. 40, 1910.
Pritchard, Case of achondroplasia. Proc. of the Royal Soc. of Med., Nov. 1910. Ref.: Zeitschr. f. orthop. Chirurgie **28**, S. 544.
Pürckhauer, Zur Frage der poliomyelitischen Lähmungen. Münch. Med. Wochenschrift 1911, Nr. 22.
— Zur Lehre vom Pectoralisdefekt und Schulterblatthochstand. Münch. Med. Wochenschr. 1911, Nr. 8.
— Zur Behandlung der Hammerzehen. Zentralbl. f. Orthop. 1911, Heft I, S. 1.
— Die Torsion der Unterschenkelknochen bei angeborenen Klumpfüßen und ihre Heilung. Münch. Med. Wochenschr. 1911, Nr. 11.
Putti, Genesi non infrequente di scoliosi lombo-dorsale. Riv. Ospedal. **I**, Nr. 6.
— Die angeborenen Deformitäten der Wirbelsäule. Fortschritte a. d. Gebiete der Röntgenstrahlen **15**, 2, 3, 5.
— Trapianti liberi musculo aponeurotici a scopo d'artrolisi. Società Medico-Chirurgica di Bologna, 16. bis 30. 3. 1911. Ref.: Zeitschr. f. orthop. Chir. **29**, S. 312.
Radicke, Über Röntgenuntersuchungen in der Skoliosentherapie. Orthop. Kongr. 1911.
Ramos, A proposito de dois casos legitimos da deformaçao de Madelung. Archivos brasileiros de Medicina **1**, Nr. 1, 1911.
Reclus, Le esostosi sotto-cutane e la talalgia. La Riforma Medica, 1. Jan. 1911. Ref.: Zentralbl. f. Orthop. 1911, S. 336.
v. Recklinghausen, Friedrich, Untersuchungen über Rachitis und Osteomalacie. Jena 1910.
Redard, Fernprognose der kongenitalen auf unblutigem Wege behandelten Hüftgelenksluxation. Französ. Chirurgen-Kongreß, 2.—7. Oktober 1911. Ref.: Münch. Med. Wochenschr. 1911, Nr. 52, S. 2807.
Regnault, Forme en éperon des os longs dans la dysplasie périostal. Soc. Anat. de Paris, April 1911, S. 78.
Rehberg, Beiträge zur Fascientransplantation. Berl. Klin. Wochenschr. 1911, Nr. 20.
Rehn, Fortschritte auf dem Gebiete der Verpflanzung von Geweben. Zeitschr. f. ärztl. Fortbildung 1911, Nr. 19. Ref.: Münch Med. Wochenschr. 1911, Nr. 43.
Rehn und Wakabarashy, Die Hornbolzung im Experiment und in ihrer klinischen Verwendung. Arch. f. klin. Chir. **96**, Heft II, S. 448.
Reich, Ein Fall von angeborenem Schulterblatthochstand bei Hämiaplasie der oberen Körperhälfte. Mitteilungen a. d. Grenzgebieten d. Med. und Chir. **23**, Heft 4, S. 543.
Reichard, Angeborener Totaldefekt der rechten Tibia. Med. Ges. zu Magdeburg, 6. 10. 1910. Ref.: Münch. Med. Wochenschr. 1910, Nr. 50.
Reichmann, Defekt beider Claviculae. Deutsche Med. Ges. in Chicago, 8. 6. 1911. Ref.: Münch. Med. Wochenschr. 1911, Nr. 47.
Retzlaff, Zystenbildung der langen Röhrenknochen. Med. Ges. zu Magdeburg, 12. 1. 1911. Ref.: Münch Med. Wochenschr. 1911, Nr. 16.

Reyersohn, Tendon transplantation and silk ligaments, a few practical points in the technic. American Journ. of orthop. Surgery, Aug. 1911.

Riche, Trois cas de polydaktylie, dont un suivi d'intervention. Bull. et Mém. de la Soc. de Chir. de Paris, **37**, Nr. 25, 1911. Ref.: Zentralbl. f. Chir. 1911, S. 1592.

Ricketts, Open operation for congenital luxation of the femur. New York Med. Journ. 1910, June 4. Ref.: Zeitschr. f. orthop. Chir. **28**, S. 349, 1911.

Rickmann, Myositis ossificans traumatica Proceed of the Royal Soc. of Med. **4**, Nr. 6, April 1911. Ref.: Zeitschr. f. orthop. Chir. **29**, S. 603.

Riedinger, Erinnerung an Hermann Nebel. Arch. f. Orthop. **10**, S. 262.

— Festschrift f. Gustav Zander zum 75. Geburtstage. Arch. f. Orthop. **10**, S. 1, 1911.

Ritschl, Zur Ätiologie des Vorderfußschmerzes. Zentralbl. f. Orthopädie, Heft 7, S. 281.

Rochard, Du pied plat valgus douloureux traumatique. Rev. d'Orthop. **22**, S. 193.

Rocher, Schnappende Hüfte. Gaz. des Hôpt. 1911, Nr. 30.

Roederer, Scoliose congénitale par hémivertèbre surnummeraire. Rev. d'Orthop. 1911, Nr. 3, S. 259.

Römer, Die epidemische Kinderlähmung (Heine-Medinsche Krankheit). Berlin, 1911.

— Über eine der Kinderlähmung des Menschen sehr ähnliche Erkrankung des Meerschweinchens. Deutsche Med. Wochenschr. 1911, Nr. 26.

Roepke, Dupuytrensche Fingerkontraktur. Naturwissenschaftl.-Med. Ges. zu Jena, 2. 3. 1911. Ref.: Münch. Med. Wochenschr. 1911, Nr. 20.

— Über Verwendung freitransplantierter Fettlappen in der Knochen- und Gelenkchirurgie. Versammlung deutscher Naturforscher und Ärzte, Karlsruhe 1911. Ref.: Münch. Med. Wochenschr. 1911, Nr. 19.

Rogers, Prognosis and treatment of tuberculosis of the ankle in addults. Boston Med. and Surg. Journ. 1911, Juni 8. Ref.: Zentralbl. f. Chir. 1911, S. 1591.

Rohardt, Angeborener Defekt des Cucullaris. Ges. d. Charité-Ärzte Berlin, 2. 3. 1911. Ref.: Berl. Klin. Wochenschr. 1911, Nr. 15.

Rollier, La cure solaire de la tuberculose chirurgicale. Paris Médical, 7. 1. 1911, S. 140. Ref.: Zeitschr. f. orthop. Chir. **28**, S. 268.

Roth, The treatment of torticollis. Lancet, 9. Sept. 1911, S. 759.

Roth, Paul, 1000 aufeinanderfolgende Fälle von Skoliose. British Med. Journ., 2. 8. 1911, S. 493. Ref.: Med. Klinik 1912, Nr. 1.

Rothfeld, 5 Jahre orthopädisches Schulturnen in Chemnitz, Erfahrungen und Vorschläge. Zeitschr. f. Schulgesundheitspflege 1911, Nr. 4.

Rowlands, Some points in the treatment of severe talipes. British Med. Journ., 23. Sept. 1911.

Ruge, Arthritis deformans bei Elephantiasis. Zeitschr. f. orthop. Chir. **29**, S. 433.

Rummant, Über die ischämischen Kontrakturen und die Erfolge ihrer Behandlung. Dissertation Breslau 1911.

Runte, Kongenitaler Fibuladefekt und Pes equino-valgus. Münch. Med. Wochenschrift 11, Nr. 3.

Rutgers, Sprengelsche Difformität. Holländ. Ges. f. Chir., 6.3.1910. Ref.: Zentralblatt für Chir. 1911, Nr. 10, S. 353.

Sangiorgi, Fissazione ed artrodesi nel piede paralitico. VI. Kongr. der Ital. Orthop. Ges. Rom, 7. 4. 1911.

Semeleder, Ein einfaches und einwandfreies Verfahren zur bildlichen Darstellung von Deformitäten, speziell der Skoliose. Wien. Klin. Wochschr. 1910, Nr. 13.

Semeleder, Die Bedeutung des Körpergewichts für die Korrekturen von Belastungsdeformitäten. Orthop. Kongr. 1911.

Serafini, Costa cervicale. Fenomeni di compressione del plesso brachiale. Tic del collo-Resezione estraperiostea della costa. Arch. di ortopedia. **28**, Nr. 6, 1910. Ref.: Zeitschr. f. orthop. Chir., **28**, S. 310.

Sever, Warren, Tuberculosis of the shoulder in children. Boston Med. and Surg. Journ. **CLXII**, Nr. 12. Ref.: Zeitschr. f. orthop. Chir. **28**, S. 327, 1910.

Sforza, Tuberculosi e trauma. Giornale di Medizina Militare 1910, Nr. 9. Ref.: Zeitschr. f. orthop. Chir. **28**, S. 584.

Sick, Multiple Enchondrome und Exostosen. Med. Ges. zu Leipzig, 25. Juli 1911. Ref.: Berl. Klin. Wochenschr. 1911, Nr. 38, S. 1738.

Sidorenko, Experimentelle und klinische Untersuchungen über die Wirkung des Fibrolysins auf narbiges Gewebe. Zeitschr. f. Chir. **110**, Heft 1—3, S. 89.

Siebert, Beitrag zur Lehre von der kongenitalen Skoliose. Zeitschr. f. orthop. Chir. **28**, S. 415.

Siegert, Myxödem im Kindesalter. Ergebnisse der inneren Medizin und Kinderheilkunde, Berlin 1910, S. 601.

Simon, Die Theorie des Thermopenetrationsverfahrens. Zeitschr. f. physikalische und diätetische Therapie **14**, Heft I, 1910.

— Über den Calcaneussporn als Ursache der Fersenschmerzen. Med. i. kronika lekarska 1910, Nr. 13. Ref.: Zentralbl. f. Chir. 1911, S. 1591.

Simpson, On the results of the manipulative treatment of congenital dislocation of the hip-joint. Lancet, 21. 10. 1911, S. 1124.

Sinding-Larsen, Behandlung von Kniegelenkskontrakturen mit Osteotomie. 9. Versammlung des nord. chirurg. Vereins in Stockholm, 3.—5. 8. 1911. Ref.: Zentralbl. f. Chir. 1911, Nr. 40.

van der Sluys, Zur Behandlung der chirurgischen Tuberkulose im Kindesalter und bei Erwachsenen. Zeitschr. f. ärztl. Fortbildung 1911, Nr. 17.

Smith und Ruffert, Pottsche Krankheit an einer ägyptischen Mumie aus der Zeit der 21. Dynastie um 1000 vor Christo. Zur historischen Biologie der Krankheitserreger. Gießen 1910.

Soule, Treatment of congenital talipes equinovarus. Amer. Journ. of orthop. Surg. **8**, Nr. 4, 1911.

Speck, Die Behandlung der chirurgischen Tuberkulose mit Trypsin. Dissertation Gießen 1911.

Speyer, Zur Klinik und Pathologie der Osteomalacie. Deutsche Med. Wochenschr. 1911, Nr. 33.

Spitzy, Ziele der Nervenplastik. Orthop. Kongr. 1911.

Sudeck, Myositis ossificans oder parostaler Callus. Deutsche Zeitschr. f. Chir. **108**, S. 353.

Sumita, Über die angebliche Bedeutung von Schilddrüsenveränderungen bei Chondrodystrophia foetalis und Osteogenesis imperfecta. Jahrbuch f. Kinderheilk. **23**, Heft I, 1911.

Schabad, Die gleichzeitige Verabreichung von Phosphorlebertran mit einem Kalksalze bei Rachitis. Jahrbuch f. Kinderheilk. **22**, Heft 1, 1910.

— Zwei Fälle von sogen. Spätrachitis. Mitteil. a. d. Grenzgeb. d. Med. und Chir., **23**, S. 82.

Schanz, Zur Behandlung der Ankylose der Patella. Zentralbl. f. Chir. 1911, Nr. 7, S. 227.

Scheffen, Drei Fälle von Extremitätenmißbildungen. Deutsche Zeitschr. f. Chir. **112**, Heft 1—3.

Schepelmann, Demonstration keilförmiger Schaltwirbel der Brust- und Lendenwirbelsäule. Verein der Ärzte in Halle a. S. Ref.: Münch. Med. Wochenschr. 1911, Nr. 47, S. 2526.

Scheuermann, Über Behandlung von Littlescher Krankheit. Hospitalstidende 1911, Nr. 38/39. Ref.: Zentralbl. f. Orthop. 1912, S. 74.

Schlesinger, Spondylitis cervicalis. Ges. f. innere Med. und Kinderheilkunde in Wien, 15. 12. 1910. Ref.: Münch. Med. Wochenschr. 1911, Nr. 1.

Schmerz, Über die Verwendung von Amnion als plastisches Interpositionsmaterial. Beitr. z. klin. Chir. **73**, S. 342.

— Über operative Kniegelenksmobilisierung und Funktionsherstellung durch Aminoninterposition. Beiträge z. klin. Chir. **76**, S. 621.

Schmidt-Bonn, Ein neuer Meßapparat zur Feststellung ungleicher Beinlänge bei statischer Skoliose. Zeitschr. f. Schulgesundheitspflege **24**, 1911.

Schminke, Die Thermopenetrationsbehandlung. Med. Klinik 1910, Nr. 36.

Schuckelt, Rheumatismus tuberculosus und Moorbäder. Zeitschr. f. Balneologie **III**, Nr. 14.

Schüßler, Ein Beitrag zur operativen Behandlung der Paraplegien bei tuberkulöser Spondylitis. Langenbecks Arch. **93**, Heft 4.

— Vorstellung einer operativ behandelten spastischen Paraplegie bei Spondylitis tuberculosa. Vereinigung norddeutscher Chirurgen. Ref.: Zentralbl. f. Chir. 1911, Nr. 4.

Schultheß, Zur Stellung der Orthopädie in der Medizin. Zentralbl. f. Orthop. 1911, S. 137.

— Über die Förstersche Operation. Versammlung der Schweizer Neurologischen Ges. in Aarau, 30. 4. 1911. Ref.: Zentralbl. f. Schweizer Ärzte **41**, Nr. 25, S. 883.

Schultze, Zum Aufsatz Dr. von der Osten-Sackens zur orthopädischen Chirurgie des veralteten Klumpfußes. Zeitschr. f. orthop. Chir. **28**, S. 223.

Schuster, Hysterische Wirbelsäulenverkrümmung. Berl. Med. Ges., 11. 1. 1911. Ref.: Berl. Klin. Wochenschr. 1911, Nr. 4.

Schwahn, Über das Krankheitsbild der schnellenden Hüfte. Deutsche Militär-Ärztl. Zeitschr. 1911, Nr. 123.

Schwarz, Der Stickstoff- und Schwefelstoffwechsel in Fällen von rachitischem Zwergwuchs und ein Beitrag zum normalen Stoffwechsel eines 5 Jahre alten Kindes. Jahrbuch f. Kinderheilk. (LXXII), Nr. 5.

Stein, Diathermie bei der Behandlung der Knochen- und Gelenkkrankheiten. Berl. Klin. Wochenschr. 1911, Nr. 23.

Stempel, Die seitliche Beweglichkeit des Kniegelenks (Wackelknie) und seine Beziehungen zur sozialen Gesetzgebung. Ärztl.-Sachverst.-Zeitung, 1911, Nr. 18.

Stender, Über zwei Fälle von Spondylitis typhosa. St. Petersburger Med. Wochenschrift 1911, Nr. 19. Ref.: Zentralbl. f. Chir. 1911, Nr. 27.

Stephan, Über Epiphysenlösung am Schenkelhalse und echte Schenkelhalsfrakturen im jugendlichen Alter. Deutsche Zeitschrift f. Chir. **109**, S. 176.

Stern, Karl, Beitrag zur operativen Behandlung der Bechterewschen Krankheit. Deutsche Med. Wochenschr. 1911, Nr. 43.

Stern, Walter, Tuberkulin in orthopaedic diagnosis. American Journ. of orthop. Surg. **9**, Nr. 1, S. 25.

Stiedoa, Beiträge zur freien Knochenplastik. Arch. f. klin. Chir. **94**, Heft 4, S. 831.

Stock, Ein Fall von Steifigkeit (Ankylose) des Handgelenks mit Mobilisierung der Gelenke zwischen den beiden Reihen der Handwurzelknochen (des Interkarpalgelenks). Deutsche Militärärztl. Zeitschrift **40**, Heft 16.

Stoffel, Eine neue Operationsmethode zur Beseitigung der spastischen Lähmungen. Münch. Med. Wochenschr. 1911, Nr. 47, S. 2493.
— Zur Chirurgie der peripheren Nerven. Versamml. dt. Naturforscher und Ärzte in Karlsruhe, 1911.
— Vorschläge zur Behandlung der Glutaeuslähmungen mittels Nervenplastik. Deutsche Zeitschr. f. Chir. **107**, S. 241.
Stolz, Osteopsathyrose. Unterels. Ärzteverein, Straßburg, 25. 6. 1910. Ref.: Deutsche Med. Wochenschr. 1910, Nr. 46.
— Scoliosis alternans ischiadica. Unterels. Ärzteverein, Straßburg, 17 12. 10. Ref.: Berl. Klin. Wochenschr. 1911, Nr. 5.
Streißler, Der gegenwärtige Stand unserer klinischen Erfahrungen über die Transplantation lebenden menschlichen Knochens. Beitr. z. klin. Chir. **71**, Heft I.
Strochauer, The mobilisation of joints by means of the rubber bandage. Journ. of the American Med. Ass. **56**, Nr. 10, 1911. Ref.: Zentralbl. f. Chir. 1911, S. 740.
Strümpel, Poliomyelitis. Med. Ges. zu Leipzig, 9. Mai 1911. Ref.: Münch. Med. Wochenschr. 1911, Nr. 39.
v. Stubenrauch, Beziehungen zwischen Athyreosis und Knochenveränderungen. Ges. f. Morphologie und Physiologie in München, 9. 5. 1911. Ref.: Münch. Med. Wochenschr. 1911, Nr. 27.
Taendler, Ein neuer mediko-mechanischer Apparat für die Pronation und Supination des Vorderarms. Medizinische Klinik 1911, Nr. 10.
von Tappeiner, Scheinbare Coxa vara im Röntgenbilde. Med. Verein Greifswald, 5. 11. 1910. Ref.: Deutsche Med. Wochenschr. 1911, Nr. 6.
Thom, Beitrag zur Gelenkmobilisation (Interposition eines frei transplantierten Fascienstreifens bei knöcherner Ankylose des Ellbogengelenks). Zeitschr. f. Chir. **108**, S. 424.
Tiebach, Über kongenitale Patellarluxation. Beitr. z. klin. Chir. **76**, S. 283.
Tietze, Hüftgelenksresektion nach Coxitis. Schles. Ges. f. vaterl. Kultur, Breslau, 24. 2. 1911. Ref.: Berl. Klin. Wochenschr. 1911, Nr. 14.
— Demonstration zur Chirurgie des peripheren Nervensystems. Bresl. Chir. Ges., 9. 1. 1911. Ref.: Zentralbl. f. Chir. 1911, Nr. 9.
Tobler, Über Spätrachitis. Vers. dt. Naturforscher und Ärzte, Karlsruhe 1911.
Traugott, Mißbildungen. Wissenschaftl. Verein am städtischen Krankenhause Frankfurt a. M., 10. 1. 1911. Ref.: Münch. Med. Wochenschr. 1911, Nr. 10.
Tridon, Un résultat éloigné de la résection du genou chez l'enfant. Rev. d'Orthop. 1911, Nr. 5.
Truslow, Treatment of structural scoliosis. Amer. Journ. of orthop. Surg., Nov. 1910, Nr. 2.
Tubby, Double congenital club-hand of the radio-palmar variety, with absence of radius on both sides. Proceed of. the Royal Soc. of Med. **IV**, Nr. 7, May 1911. Ref.: Zeitschr. f. orthop. Chir. **29**, S. 629.
Tuffier, Exostosis ostéogéniques très multipliées, héréditaires et familiales. Rev. d'Orthop. 1911, Nr. 4, S. 369.
Turner, Über sogen. intrauterine Unterschenkelbrüche und ihre Behandlung. Wratschebnaja Gaz. 1911, Nr. 6 und 7. Ref.: Zentralbl. f. Chir. 1911, S. 593.
Uffreduzzi, La coxa valga e i suoi rapporti colla lussazione dell' anca. Arch. di ortop. 1910, fasc. 6. Ref.: Zentralbl. f. Orthop. 1911, S. 302.
Vasek, Über die Pagetsche Krankheit. Casopis lékaru českych. 1910, Nr. 32 und 33. Ref.: Zentralbl. f. Chir. 1911, S. 1063.
Veit, Polydaktylie. Verein d. Ärzte in Halle a. d. S., 14. 12. 1910. Ref.: Münch. Med. Wochenschr. 1911, Nr. 7.

Zur Verth, Knochenveränderungen bei Lues hereditaria heranwachsender Kinder im Röntgenbild, unter besonderer Berücksichtigung des chronischen Kniegelenksergusses. Zentralbl. f. Röntgenstr. 1911, S. 272.

Vignard, État anatomique d'une hanche coxalgique un an et demi après le plombage. Soc. de Chir. de Lyon, 19. Jan. 1911. Rev. de Chir. **43**, S. 632. Ref.: Zeitschr. f. orthop. Chir. **29**, S. 650.

Vignard und Armand, Des progrès réalisés dans le traitement chirurgical des tuberculoses ostéoarticulaires. Rev. de Chir., Okt./Nov. 1910. Ref.: Zeitschr. f. orthop. Chir. **28**, S. 301.

Vincent, Étude critique sur la coxalgie et mise au point de quelques travaux sur le traitement. Rev. de Chir. **44**, Aug. 1911, S. 215. Ref.: Zeitschr. f. orthop. Chir. **29**, S. 650.

Virchow, Über drei nach Form zusammengesetzte skoliotische Rümpfe. Zeitschr. f. orthop. Chir. **29**, S. 263.

Vital, Paul, Du traitement consécutif des luxations congénitales de la hanche réduites par la méthode nonsanglante. Arch. de Méd. des Enf., Déc. 1910, S. 914.

Völcker, Offene Myotomie des Glutaeus maximus bei schnellender Hüfte. Beiträge z. klin. Chir. **72**, S. 619.

Vogel, Ein Hilfsmittel zur Redression und Retention des Klumpfußes. Zentralbl. f. Orthop. 1911, S. 463.

Vulpius, Über die Heilung der angeborenen Hüftverrenkung. Versamml. dt. Naturforscher und Ärzte, Karlsruhe 1911.

— Diskussion zu dem Vortrag von Stoffel „Zur Chirurgie der peripheren Nerven". Versammlung deutscher Naturforscher und Ärzte, Karlsruhe, September 1911. Ref.: Zentralbl. f. Chir., 1911, S. 1501.

— Die Heidelberger Plattfußeinlage. Münch. Med. Wochenschr. 1911, Nr. 46, S. 2448.

— Ein Präparat von reponierter kongenitaler Hüftluxation. Zentralbl. f. Orthop. 1911, S. 466.

— Über die Versorgung des Hüftgelenks im orthopädischen Apparat. Arch. f. physikal. Med. und med. Technik **6**, Heft I.

— Zur operativen Behandlung des angeborenen Klumpfußes. Orthop. Kongr. 1911.

— Über die Widerstandskraft von Sehnen und Sehnennähten. Orthop. Kongr. 1911.

— und Stoffel, Orthopädische Operationslehre. I. Hälfte: Stuttgart, Ferdinand Encke, 1911.

Waldenström, Beiträge zur Ätiologie der Arthritis deformans coxae. Festschrift f. Prof. Berg, Nord. Med. Arch. 1911, Abt. I, Ref.: Zentralbl. f. Chir. 1911, S. 1395.

Walko, Defektbildung der Halswirbelsäule. Wissenschaftl. Ges. deutscher Ärzte in Böhmen, 17. 2. 1911. Ref.: Münch. Med. Wochenschr. 1911, Nr. 12.

Walkhoff, Ewald und Preiser, Die vasculäre Theorie der Arthritis deformans. Zeitschr. f. orthop. Chir. **28**, S. 231.

Walterhoefer, Über den therapeutischen Wert des Fibrolysins. Sammelreferat Deutsche Med. Wochenschr. 1910, Nr. 38.

Walther, Contralaterale Nerventransplantation. Zeitschr. f. orthop. Chir., **28**, S. 518.

Weber, Über die spastische Hüftluxation und die Veränderungen des Hüftgelenks bei spastischen Zuständen der unteren Extremitäten. Münch. Med. Wochenschrift 1911, Nr. 15.

Weiß, Die Rolle der Bewegung und Heilgymnastik bei der Gicht. Arch. f. Orthop. **10**, S. 173.

Werndorff, Das reginoäre Ödem, ein konstantes Symptom der chronischen Gelenktuberkulose. Orthop. Kongr. 1911.

— und Winkler, Die Ionentherapie in der Orthopädie. Zeitschr. f. Orthop. Chir. **28**, S. 473.

Wette, Die schnellende Hüfte. Arch. f. Orthop., **10**, 1911, S. 143.

Wickmann, Die akute Poliomyelitis bzw. Heine-Medinsche Krankheit. Berlin 1911.

Wierzejewski, Über Unfälle und Komplikationen bei orthopädischen Operationen. Orthop. Kongr. 1911.

— Über einen Fall isolierter Lähmung des Nervus Peroneus nach Unterschenkelosteotomie. Med. Klinik 1910, Nr. 49, S. 1936.

Wilms, Die Behandlung der chirurgischen Tuberkulose. Versammlung dt. Naturforscher und Ärzte, Karlsruhe, 1911. Ref.: Münch. Med. Wochenschr. 1911, Nr. 41.

— und Kolb, Modifikation der Försterschen Operation. Resektion der Wurzeln am Conus medullaris. Münch. Med. Wochenschr. 1911, Nr. 37.

Winnet, Orr., The 1909 epidemia of acute anterior poliomyelitis (epidemy spinal paralysis) in Nebraska. Amer. Journ. of orthop. Surg. **III**, Febr. 1911.

Wohlauer, Atlas und Grundriß der Rachitis. 1911.

— Ischias scoliotica und Spondylitis. Charité-Annalen **35**, 1911.

— Spondylitis tuberculosa und Ischias. Berl. Orthop. Ges., 6. 2. 1911.

Wolfsohn, Über Osteoarthropathie hyperthrophiante. Berl. Klin. Wochenschr. 1911, Nr. 23.

— und Brandenstein, Über Osteoarthritis coxae juvenilis duplex. Arch. f. klin. Chir. **26**, S. 656.

Wollenberg, Die Behandlung der mobilen Skoliosen. Orthop. Kongr. 1911.

— Die Behandlung des Pectus carinatum. Zentralbl. f. Orthop. 1911, S. 187.

Worms und Hamant, Exostoses ostéogéniques multiples. Soc. Anat. de Paris, April 1911, S. 272. Ref.: Zeitschr. f. orthop. Chir. **29**, S. 602.

Wrede, Über Lymphangiome im Knochen. Beiträge zur klin. Chir. **73**, S. 213.

Wullstein, Operative Behandlung des Plattfußes. Orthop. Kongr. 1911.

Zander, Ein Beitrag zur Prophylaxe und Behandlung der Kontrakturen. Med. Klinik 1911, Nr. 7.

Zander, II, Paul, Über die Spätresultate der Talusoperationen, spez. der Ogstonschen Operation beim angeborenen Klumpfuß. Zeitschr. f. orthop. Chir. **29**, S. 172.

Zendig, Hysterische Kontraktur der Hand- und Fingergelenke. Altonaer Ärztl. Verein, 22. 2. 1911. Ref.: Münch. Med. Wochenschr. 1911, Nr. 14.

Zesas, Über Arthropathien nach Masern. Zeitschr. f. orthop. Chir. **29**, 1911.

Ziegenspeck, Osteomalacie. Ärztl. Ver. in München, 28. Juni 1911. Ref.: Münch. Med. Wochenschr. 1911, Nr. 40.

Ziegner, Vademekum der speziellen Chirurgie und Orthopädie f. Ärzte. Mit einem Vorwort von Prof. Klapp. Leipzig 1911.

Zimmermann, Clara, Klinische Untersuchungen über intrauterine Belastungsdeformitäten am Kopf von Schädellagenkindern. Dissertation Freiberg 1910.

Zondek, Demonstration eines Falles von traumatischer Myositis ossificans. Berl. Med. Ges., 1. 11. 1911. Ref.: Münch. Med. Wochenschr. 1911, Nr. 45, S. 2417.

Sachregister.